КУЛИНАРНАЯ

КНИГА СЕМЕЙНЫХ

РЕЦЕПТОВ

с историей и

комментариями

Луиза Екатеринославская

КУЛИНАРНАЯ КНИГА СЕМЕЙНЫХ РЕЦЕПТОВ

ISBN-13:

978-1530983490

ОГЛАВЛЕНИЕ

ОГЛАВЛЕНИЕ

Вступление

Я написала эти заметки в память о тех дорогих и близких мне людях, благодаря которым я усвоила, что семейные ценности в жизни являются самыми важными. А домашняя еда, по праву, входит в это понятие.

Можно рассматривать это как приложение к написанной мной истории семьи. Чего бы мне хотелось? Оставить в собранном виде рецепты блюд, к которым я привыкла в родном доме, у моих бабушек и, которые я сама практикую в своей семье. Конечно, они существуют в записях на бумажных клочках, на внутренних страницах обложек кулинарных книг, коих у меня за целую жизнь собралось немало. Я их притащила с собой в Америку и, не смотря на наличие компьютера с его множеством кулинарных сайтов, не могу с ними расстаться. Не претендую на какие-либо особые способности, потому что знаю многих кулинарок, куда лучше, чем я, справляющихся с кухней. Да и разнообразием приготовляемых блюд я не отличаюсь. Готовлю то, что готовила моя мама и особенно люблю кухню моей бабушки Розы. Родом она из Таганрога, потом долго жила в Ростове, а в тех краях готовили очень вкусно. Эта южная украинско-русско-еврейская кухня и по сей день считается в России очень привлекательной. Во-первых, там всегда много овощей - они в сезон недорогие, и, можно было, себе позволить есть их вволю. Во-вторых, там любят обильно сдабривать еду острыми приправами, особенно перцем, употребляют много томатов. Бабушка Роза считалась в семье и среди знакомых отличной кулинаркой. Я гостила в Ростове в 50-х годах прошлого века. Меня тогда возили в гости к некой тёте Паше Кацельник и говорили, что только её, тётю Пашу, можно считать первой кулинаркой, а уж после неё точно моя баба Роза. Мы в детстве ничего похожего не думали, потому что об этом не знали, но приготовленное бабушкой любили все. Хотя жили они с дедом в Малаховке в небольшой комнатушке с печкой и керосинкой в той же в комнате, но и еда и пироги пользовались таким спросом, что на обеды кто только не приезжал: папины и мамины друзья, собиралась родня. А на лето бабушка брала на отдых детей всех возрастов человек пять , да плюс ещё я и потом моя младшая сестра Женя, и все кормились обильно и вкусно. А по выходным приезжали родители всех этих ребятишек и обедали все вместе. Стол ставили на улице, потому что в комнате не помещались, и всем всего хватало. Помнили об этом долгие годы. Выглядел тогдашний обед не совсем так, как привычно для нас сейчас.

Примерно так это было. Сначала закусывали селёдочкой или салатом. Потом в тарелку для первого клали кусочек варёного мяса, которым тоже закусывали. Потом наливался борщ, естественно, приправленный сметаной. На второе - котлеты с жареной картошкой, либо тефтели в томате, либо тушёная селезёнка с пшённой кашей, либо просто мясное жаркое с картошкой или гречкой. Далее следовал непременно компот из сухофруктов. Потом пили чай с пирогом. Пирог мог быть штруделем или бисквитом. Причём, бисквит никакими кремами не сдабривался, а был просто высоким пирогом из печки «ЧУДО». Иногда подавался к жаркому пирог с картошкой, опять же выпеченный в печке-чуде. Каждый кусочек был в виде розочки, потому что пирог скручивался рулетом, разрезался на кусочки, которые ставились в «чудо» стоймя. Летом мог быть пирог с яблоками.

Другая моя бабушка, Хана, много работала – шила с утра до ночи - поэтому готовку не очень любила. Готовила по необходимости и совсем другую кухню. Она выросла в Бресте, а там кухня была пресная, польско-литовско-еврейская. Пирог она пекла только «лейках» и то редко. Супы были молочные, либо постные крупяные. Вторые блюда тоже довольно однообразные –мясные или картофельные котлеты или пюре. Но, надо сказать, что её супчики бывали очень вкусные-с клёцками, с овсянкой, с манной крупой. Молочный суп мог быть с овощами. Это очень вкусно. Я потом в Литве научилась такому супу. Любила она селёдку вымочить в молоке и потом сделать форшмак. А особенно у неё были вкусные летние кисели из ягод- смородина, клубника, вишня. Она их приправляла свежим соком. Я, когда есть ягода, тоже люблю так сварить.

Мама моя до ухода своего на пенсию, особенно не готовила, потому что всегда работала, а с нами по очереди жили три бабушки А вот когда она пошла на пенсию, она стала готовить и готовила очень хорошо, повторяя блюда и своей матери и свекрови. Особенно ей удавались дрожжевые пироги. Она ставила тесто на опаре и делала рулеты с разными начинками. Пока была жива мама, я сама пироги не пекла.

Вот , собственно, источник моих знаний в этой области. Ну, а теперь прибавился собственный опыт, опыт подруг и сослуживцев, а теперь и интернет - источник всего, чего хочешь.

Хочу попробовать описать те блюда, которые люблю сама, которые , возможно, будут готовить и после меня, если я смогу донести рецепты, ну а практика всегда выведет, в конце концов, на правильный путь. К любому описанию, безусловно, необходим собственный опыт.

ЗАКУСКИ

Никаких мудрых салатов тогда не было, а вот два простых салата постоянно бывали на столе: летом салат из свежих овощей, а зимой винегрет.

Салат летний

Огурцы свежие и помидоры режутся крупно, лук репчатый тоже не мелко, а полукольцами или даже кольцами. Всё это солится, перчится и поливается подсолнечным маслом, естественно нерафинированным, т.е с ароматом. Никаких других масел тогда не было. Я люблю посыпать этот салат зеленью (укроп, петрушка), но бабушка этого не делала. Этот салат бывал на столе весь сезон, пока были в продаже помидоры и свежие огурцы.

Если уж говорить о летних рецептах, то нельзя пропустить замечательные бабушкины рецепты приготовления кабачковой и баклажанной икры. Как только эти овощи появлялись на рынке, так эти блюда всегда стояли на столе. Теперь, конечно, это можно есть в любое время года, но, как показывает практика, всё-таки это вкуснее летом, чем зимой. В России кабачки брали белых сортов ,а в Америке я долго искала, из чего можно это приготовить . Самые правильные оказались кабачки светло-зелёного цвета по форме похожие на вытянутую грушу. А готовить будем так:

Икра кабачковая

Бабушка пропускала очищенные кабачки через мясорубку, а я натираю их на крупной тёрке, можно прокрутить в кухонном комбайне. Главное, надо из измельчить , они дают много сока и этот сок надо отжать. А дальше мелко нарезанный репчатый лук жарится на подсолнечном масле в глубокой сковороде или чугунке, когда лук зарозовеет, туда же надо положить отжатый кабачок. Масло можно добавить, но не много. В последнюю очередь кладутся помидоры, тоже провёрнутые через мясорубку или натёртые на тёрке (без шкурки). Заправляется икра солью, сахаром и перцем. В уже готовую икру можно добавить чеснок.

Теперь я делаю немного по -другому. Тоже получается вкусно. Когда жарится лук, туда нужно добавить натёртую на тёрке морковь (немного) и мелко нарезанный болгарский перец. Дальше всё то же самое.

Икра баклажанная

По сути, приготовление баклажанной икры (раньше говорили «икра из синеньких») ничем не отличается. Компоненты те же. Разве что синенькие не стоит измельчать в мясорубке. А можно их прямо в шкурке (или без неё) мелко нарезать, посолить , дать отстояться минут 20, а потом промыть в дуршлаге под струёй холодной воды.

Можно тоже добавить натёртую на тёрке морковь и перец.

Ещё икра из баклажан

Эту икру я впервые пробовала в Бердянске у Валентины Васильевны Зуб, и с тех пор очень люблю её делать летом. Особенно она хороша , как закуска к выпивке. Но её надо сделать немного, чтобы быстро съесть и не хранить долго. Баклажан можно отварить несколько минут в кипящей воде, можно спечь в духовке или в СВЧ. Шкурку снять, а мякоть мелко порубить ножиком (не пропускать через мясорубку!). С помидора тоже снять шкурку (обдать кипятком, предварительно надрезав крестиком сверху плода) и также порубить. Репчатый лук мелко нарезать. Всё смешать и заправить постным маслом, солью и перцем. Можно добавить мелко порубленный чеснок. Мажется на свежий хлеб или просто так тоже вкусно.

Винегрет

В обычное, не праздничное воскресенье зимой часто делали винегрет. Причём, заправлялся он всегда тем же подсолнечным маслом с ароматом. Овощи рубились крупными кусками, а не так, как это делают теперь (чем мельче, тем приличнее!). Винегрет всегда состоял из варёной картошки, моркови, свёклы (чтобы быстрее сварилась свёкла, надо , чтобы она кипела 1 час, а потом положить на пару минут в холодную воду), сырого репчатого лука и непременно квашеной капусты. Надо посолить, и совсем немного посахарить.

Теперь я частенько делаю винегрет либо с квашеной капустой, либо с солёными огурцами, добавляю туда яблочко и немного сахара, но не солю, потому что сама люблю и другим предлагаю заправлять его майонезом. А кто любит, может по-прежнему добавить подсолнечное масло, которое должно стоять на столе. Тогда уже надо посолить по своему вкусу. И, на мой вкус, винегрет с квашеной капустой вкуснее, чем с огурцами. Ещё можно добавить зелёный горошек.

Есть ещё одно овощное блюдо, любимое всеми. Бабушка такого не подавала, но на мамином столе оно уже было, и мы тоже любим.

Свёкла с черносливом

Отварную свёклу надо натереть на крупной тёрке. Чернослив залить кипятком, потом нарезать на кусочки. Туда же надо натереть кислое яблочко и выдавить зубчик-другой чеснока. Заправить сахаром, майонезом и, если потребуется, солью.

Салат из редьки

Очень люблю чёрную редьку. Самое простое и вкусное блюдо из неё очень просто приготовить: одна средняя редька, одна морковка и одно яблоко натереть на крупной тёрке и заправить майонезом и, если потребуется, досолить.

Квашеная капуста

Она всегда была в доме в зимний сезон. Её солили много. Были большие эмалированные баки на 2-3 ведра. Держали её в сарае и зимой она замерзала. Её отскребали в миску, приносили домой и заправляли, т.е поливали подсолнечным маслом, крошили репчатый лук и обязательно сахарили. Такая капуста хороша к варёной картошке, даже если мяса на столе нет. Ну и как закуска к выпивке, конечно хороша.

Для солки годится не всякая капуста. Если листья зелёные и капуста имеет вытянутую форму, то квасить её нет смысла – не будет сочной, а иногда может горчить. Лучше всего брать капусту приплюснутой формы, плотную и белую.

Капусту я солю «на глазок», но знаю, что примерно на 1 кг капусты надо 1 морковку и 1 столовую ложку крупной соли. Капусту рубим мелко и смешиваем с натёртой на крупной тёрке морковью. Добавить соли, перетереть руками до мягкости и, уложив в ёмкость, ещё примять кулаками. В серединку ёмкости хорошо положить крупные куски не шинкованной капусты. Когда вся капуста будет уложена и примята, положить сверху гнёт. Я теперь в качестве гнёта употребляю банку с водой и крышкой на винте, упакованную в чистый целлофановый пакет. Ставлю это на перевёрнутую тарелку, которой покрываю капусту. Сверху от пыли накрыть чем-нибудь тряпичным. Каждый день надо, сняв гнёт, проткнуть капусту в нескольких местах деревяшкой, чтобы вышел дурной дух. Вернуть гнёт на место. В это время, если покажется, что соли маловато, можно добавить, и она растворится в жидкости, которая бродит на поверхности. Если капуста даст мало сока, можно в неё долить немного холодной кипячёной воды. Через несколько дней, когда жидкость с поверхности капусты уйдёт, можно считать, что она практически готова. Её можно ставить в холодильник и употреблять.

Капуста «ПРОВАНСАЛЬ»

В моём детстве и юности такую капусту покупали в Москве в овощных магазинах. Продавали её вразвес из эмалированных лотков, которые стояли в витрине и привлекали ароматом и красивым внешним видом. Там среди капусты плавали виноградины и клюква. Ходили покупать капусту со своей тарой- кастрюлькой, бидончиком или миской. Уже много лет в Москве такую капусту не продавали и, приехав в Америку, я стала в интернете искать рецепт, чтобы самой сделать эту закуску. Теперь она у меня дежурное блюдо.

Итак:

Капуста-2кг, морковь-2шт, клюква-200г (можно даже сухую клюкву положить), чёрный виноград 150г, яблоки 2-3 шт. (лучше зелёные)

Для рассола:

Вода-1 литр, подсолнечное масло-1стакан, уксус-3/4 стакана, сахар-1 стакан, соль-2 столовые ложки, чеснок– 1 головка (можно регулировать в зависимости от желания)

Капусту нарезать ножом (не мелко!), морковь натереть на крупной тёрке. В эмалированную или стеклянную посуду уложить слоями капусту, перемешанную с морковью, клюкву, виноград , яблоки и снова капусту и т.д.

Приготовить рассол. Смешать воду, подсолнечное масло, сахар и соль. Прокипятить минуты 2-3. Потом влить уксус и нарубленный чеснок (чеснок можно и не кипятить, а положить между слоями капусты. Ещё одну минутку дать рассолу покипеть и горячим залить капусту. Положить не сильный гнёт (см. Рецепт « Квашеная капуста»). Кстати, капуста через некоторое время сильно осядет, и если вся сразу не вместилась в ёмкость, то можно будет добавить. Через сутки капуста готова.

Салат Метёлка

Ещё один салат из моего сегодняшнего меню. Взят он из интернета и с удовольствием используется.

1 яблоко, 1морковь, 1свёкла

Капуста – примерно четверть вилка.

Яблоко, морковь и свёклу в **сыром виде** натереть на крупной тёрке,

капусту мелко нашинковать. Смешать. Заправить винным уксусом, подсолнечным маслом, солью и сахаром .

Форшмак

В моём родном доме по воскресеньям, когда вся семья завтракала вместе, на стол обязательно ставили простую разрезанную на кусочки вместе с костями селёдку, политую подсолнечным маслом и обильно посыпанную репчатым луком. И, безусловно, горячую отварную картошку.

А к праздничному столу обязательно готовили ещё и форшмак из селёдки. Селёдку несколько часов вымачивают в воде, а ещё лучше в молоке пополам с водой. Потом её надо разделать и удалить кости. Филе пропустить через мясорубку вместе с луковицей, яблоком и кусочком вымоченного чёрствого белого хлеба. Можно и без хлеба. Заправить это можно тоже двумя способами. Я люблю майонезом. Сахарного песочка надо обязательно положить и немного, в соответствии с индивидуальным вкусом, добавить уксуса. Можно и подсолнечным маслом заправить, а вкус всё равно надо придать с помощью уксуса и сахара. В кулинарной литературе рекомендуют в форшмак класть варёные яйца, но мне это не нравится.

Огурцы малосольные

Летом, когда появлялись первые огурцы, в доме сразу готовили малосольные огурчики по такому рецепту. Мытые и наколотые ножиком огурцы («попки» тоже хорошо отрезать) складываем в эмалированную или стеклянную посуду вместе с зонтиками укропа, листиками хрена и нарезанным чесноком. Можно и пару листиков чёрной смородины положить, если есть. Заливаем горячим рассолом - на литр воды полторы столовые ложки соли и половину столовой ложки сахара. Ставим гнёт (см. рецепт « Квашеная капуста»). Назавтра готовы.

Можно сделать то же самое, но залить холодным рассолом, при этом вода должна быть чистой, желательно не водопроводной. На даче мы солили огурцы на зиму родниковой холодной водой. Складывали их в трёхлитровую банку с теми же специями , накрывали горло банки марлей, насыпали три ложки крупной соли и заливали воду. Пока лилась вода , вся соль уходила в банку в раствор. Накрывали пластмассовой крышкой. Несколько дней огурцы стоят в тепле, бродят и рассол слегка переливается из банки, а потом они стоят всю зиму, но , правда, держать их надо в холоде. По правде говоря, вкуснее огурчиков не ела.

Теперь пришла новая мода, которая мне очень понравилась.

Солим огурцы без рассола

Два целлофановых пакета кладём один в другой и складываем туда огурчики, которые можно наколоть, срезать попки или вовсе порезать вдоль или поперёк - на свой вкус. Засыпать туда нарезанный чеснок, укроп, соль и сахар. На 1 кг огурцов столовая ложка соли и можно немного сахара. Всё это встряхнуть хорошенько и положить в холодильник. Через пару часов они готовы. Правда, если они долго не съедены, то могут съёжиться и стать мягкими, поэтому надо делать немного и быстро съедать.

Холодец

Без холодца праздничный стол не бывает,

но это уже требует времени. Мудрости здесь никакой. Нужно только терпение и хорошие исходные продукты. Бабушка и мама варили, конечно, только из говяжьей ноги, а я пробовала и свиные ножки, но по вкусу и чистоте бульона лучше всего говядина. Те страшные копыта, которые продавались в дни нашей молодости, ещё надо было опалить и очистить от шкуры и всякой грязи. Правда, иногда, бывая в командировке, удавалось привезти копыта из Прибалтики – из Риги или Вильнюса. Там они бывали чистенькие. Здесь в Америке, да, наверное, и в России теперь тоже уже ножки очищенные. Всё равно полезно ногу в уже разрубленном виде подержать несколько часов (можно ночь) в холодной воде. А дальше начинается варка студня.

Закладываем ножку и говядину в холодную воду таким образом, чтобы вода на два-три сантиметра покрывала мясо. На одну говяжью ногу с копытом нужно примерно 1 кг мяса говядины. Хорошо, если говядина будет без костей, потому что некоторые кости могут сделать бульон непрозрачным, а нам этого не надо. Как только начнётся кипение, надо не прозевать этот момент, потому что наша задача очень тщательно снять пену с едва кипящего бульона. Как только сняли пену, надо добиться того, чтобы кипение было только чуть заметно по колышущейся поверхности бульона при закрытой крышке. Теперь надо положить в бульон лук и морковь. Опять же есть секреты. Во-первых, луковицу не надо очищать от шкурки (можно и ещё немного вымытой шелухи туда бросить). Морковь надо разрезать на несколько кусочков, луковицу разрезать пополам и всё это положить на сковородку без жира и прижарить на сильном огне до такого состояния, когда поверхность луковицы и моркови, которая соприкасалась со сковородкой, станет чёрной. Лук и морковь бросить в бульон. А дальше студень будет готовиться часа 4 или 5. Надо следить за тем, чтобы не было сильного кипения (если вдруг случится такое, быстро налить немного холодной воды - может быть поможет). Часа через три-четыре налить на блюдечко немного бульона и поставить в холодильник - если крепко застынет минут за 20, то скоро закончится процесс. Теперь бросаем в бульон лавровый листик и штук 6-8 горошин чёрного перца. Можно бросить корень петрушки, зелень укропа и сельдерея, но бабушки этого не делали. Даём прокипеть ещё некоторое время и выключаем. Когда бульон немного остынет, начинаем приготовление. Обычно бульон всё-таки бывает жирным, а мы не хотим застывшего жира. Избавляемся от него таким образом. Складываем в два слоя бумажную салфетку или полотенце и укладываем его на поверхность бульона, даём жиру впитаться, снимаем и выбрасываем бумагу. Можно повторить эту процедуру пару раз. Конечно, бабушки не имели ни салфеток, ни полотенец из бумаги - они снимали жир ложкой. Теперь надо отцедить бульон. Удобно вынуть из него с помощью шумовки или дырявой ложки мясо и кости, а потом процедить в любую ёмкость, положив на дуршлаг марлю в два слоя или то же бумажное полотенце. Теперь бульон можно посолить. Надо солить так, чтобы на вкус он казался немного солоноватым, потому что мясо то ведь не солёное. Есть ещё один фокус, который я иногда осуществляю, но это уже современная кулинария рекомендует. Если в бульон влить пол стакана свеже-выжатого морковного сока, то бульон приобретёт розовый оттенок. Но тогда уж не нужна луковая шелуха. Дальше разбираемся с мясом. Можно резать ножиком мелко и волокна сами разойдутся, а можно (это мне больше нравится) разбирать руками (чистыми или в перчатках). Ну а теперь самое простое-разливать студень по ёмкостям. Раньше были в обиходе эмалированные лоточки, и студень разливали в них. Теперь я приспособила маленькие пластиковые чашечки (из под яблочного пюре). Из них вынимается уже порционная закуска. Красиво и удобно. Во что бы ни разливать, но надо разложить мясо и смешать его с толчёным чесноком (чеснок лучше положить в каждую ёмкость, потому что он может неравномерно смешаться с мясом), потом залить бульоном, чтобы он покрывал мясо и ещё сверху был бы примерно на 1-2 см выше. Я не украшаю ни морковкой, ни яйцами. Можно при желании это сделать, но тогда надо залить не весь бульон, поставить застывать, потом украсить и, долив бульона, вернуть на холод. Обычно я остужаю студень до комнатной температуры и только потом ставлю в холодильник. Во времена моей бабушки холодильников не было, а студень застывал.

Теперь ещё об одном блюде, которое мы любим. Это «салат из цветной фасоли». Собственно салатом это можно назвать условно. По-моему это нечто среднее между грузинским лобио и еврейским салатом из фасоли со шкварками.

Салат из цветной фасоли

Цветную фасоль отварить или взять уже готовую из банки, но отварить лучше. Кстати, чтобы фасоль быстрее отварилась, надо дать ей закипеть и потом понемножку подливать ледяную или просто холодную воду раза четыре или пять. Потом пусть кипит. Но всё равно вариться будет час или больше. В отварную фасоль я добавляю жареный лук (лучше, если он нарезан не мелко, а перьями) и посыпаю толчёными грецкими орешками. Всё это надо перемешать, посолить, поперчить и полить постным маслом. Можно посыпать зеленью - укропом и петрушкой и, если кому-то нравится киндза, то она тоже хорошо идёт к фасоли.

Наши бабушки делали немного не так. В фасоль добавляли шкварки и, соответственно, жир куриный или гусиный и рубленый репчатый лук. Тоже очень вкусно.

Раз уж речь зашла о шкварках, то вот как можно их сделать.

Шкварки

Делают их из такого продукта, который теперь считается вредным и рекомендуется выбрасывать в помойное ведро. Может и так, но это очень вкусно и, на мой взгляд, если мы не вегетарианцы, то можем иногда себя побаловать. Итак, снимаем шкуру с курицы, утки или гуся, режем её на кусочки, но не очень мелкие (удобнее и быстрее нарезать ножницами) и кладём на сковородку или в гусятницу на небольшой огонь. Немного присолить, можно поперчить, но не обязательно. Постепенно, по мере нагревания начнёт вытапливаться жир. Его надо сливать в эмалированную или стеклянную посуду. Когда шкварки начнут коричневеть и жира на сковородке ещё будет достаточно, положить туда нарезанный полукольцами репчатый лук. Всё это еще должно прожариться. Потом, если жира много, можно его ещё слить, а шкварки пару минут подсушить на сковородке. Готовые шкварки можно хранить отдельно от жира, а можно всё вместе смешать. Вкусно мазать на хлеб, особенно свежий чёрный, класть в пюре или другие блюда.

И ещё одно чисто еврейское блюдо из того же продукта- шкурки курицы. Называется по—

еврейски «гефилте гелзеле», что в переводе означает фаршированная (в точном переводе – начинённая) шейка. Фаршировать можно саму шейку, а можно даже снять шкурку с тушки и всю её нафаршировать. И вообще, как известно, в еврейской кухне курица употребляется вся без остатка. Евреи шутят, что из курицы можно приготовить закуску, первое, второе и десерт.

Фаршированная шейка

Мои две бабушки делали это по-разному. Одна фаршировала такой смесью:

Мелко рубленый репчатый лук и куриный жир (можно и сливочного масла добавить) смешивается с мукой. Эту смесь надо посолить и поперчить. Можно ещё добавить сюда печень, сердце и желудок (слегка отваренные и порезанные мелко). Зашить один край шейки, наполнить не очень плотно, т.к. она разбухнет, когда будет вариться в бульоне или воде, и зашить другой край.

Другой вариант отличается только тем, что в фарш добавляется яйцо.

Шейка отваривается в бульоне. Есть небольшой секрет. Чтобы мука не замутила бульона, шейку надо предварительно хорошо отмыть или даже слегка отварить в воде.

Ещё у курицы есть печень, которую приготавливают в виде двух разных блюд. Первое носит еврейское название «геакте лейбер», что в переводе значит рубленая печень. Другое блюдо- это привычный нам печёночный паштет, который можно готовить и из куриной и из говяжьей и даже из свиной печени.

Салат из куриной печени (Геакте лейбер)

Прежде, чем готовить, печень полезно замочить в воде или молоке на некоторое время- она станет нежнее.

Печень можно отварить, слегка обжарить

или потушить, не разрезая. В последнее время я тушу печень, т.е. готовлю в глубокой сковороде с небольшим количеством подсолнечного масла под крышкой. Буквально несколько минут. Потом печёнку надо мелко порезать. Мелко покрошить репчатый лук и отварные яйца. Всё это надо перемешать. Посолить и поперчить. Нужно добавить растопленный куриный жир или просто подсолнечное масло. Всё готово!

Паштет из куриной или любой другой печени

Печень готовится любым из способов: слегка обжарить, отварить или потушить. Если печень говяжья или свиная, то тушить хорошо с добавлением лаврушки, гвоздички (гвоздички надо пересчитать, чтобы потом удалить все) и лука. Однако, лук лучше поджарить отдельно. Печень куриная тушится очень быстро, а всякая другая подольше (минут 20). После тушения печень немного остудить (под крышкой, чтобы не заветривалась) и вместе с луком быстренько провернуть через мясорубку или любое другое устройство (можно пару раз). В массу добавить сливочное масло, соль, перец, мускатный орех. Можно добавить ложку-другую коньяка. Если хочется подать к столу паштет в красивом виде, то остывший паштет раскатать, положить внутрь сливочное масло и свернуть рулетом. При нарезке будет красиво. Надо только помнить, что паштет надо защищать от заветривания, т.е. накрывать крышкой или плёнкой.

Фаршированная рыба (Гефилте фиш)

Никакой праздничный еврейский стол просто не был бы праздничным, если бы на нём не стояла фаршированная рыба

(гефилте фиш). Рецептов её приготовления в литературе масса, но я делаю только тем способом, который был принят в нашем доме.

Исходным продуктом раньше всегда был карп. В России он продавался живым или охлаждённым и, конечно, никто его тебе не чистил и не рубил. Всё это проделывалось дома. Чистили от чешуи обычным ножом или тёркой. Чешуя летела во все стороны и потом её долго находили на всех кухонных поверхностях. Разве что летом на даче это можно было делать на улице. Дальше фокус заключался в том, чтобы вынуть внутренности, не разрезая рыбу на куски, чтобы шкурки представляли собой колечки. Для этого отрезали голову и вынимали внутренности, залезая рукой в брюхо. При этом важно ещё не повредить желчный пузырь, потому что, если желчь разольётся, то потом, сколько не отмывай, всё равно будет горчить и можно испортить всю кастрюлю с рыбой. Был ещё способ избавиться от горечи, если уж беда случилась. Можно засыпать это место густо солью и через некоторое время отмыть холодной водой. Когда рыба вычищена, её надо разрубить на куски шириной 4-5 см. А дальше самое противное дело - освободить шкурку, не повредив её и отделить фарш от косточек, даже самых маленьких. Дело это не такое уж и трудное, но навык нужен. Если есть небольшой острый ножик, то сначала освобождаем шкурку , а затем, как умеем, срезаем мясо с костей. Конечно, очень мелкие косточки могут остаться - потом они размелются с фаршем. Можно не очень тщательно снимать мясо с костей, потому что фарша и так хватит, а это добро тоже не пропадёт. Этот способ, как сокращающий время, мне нравится больше других. Не забывайте также вычистить из головы, имеющееся там мясо рыбы и хвост тоже можно освободить, чтобы потом наполнить его фаршем. Разложим в разные миски заготовку для фарша, кости, голову и шкурки.

Теперь готовим фарш. Пропускаем заготовку через мясорубку или процессор вместе с икрой или молокой, сырым луком (на большую рыбу пару больших луковиц) и замоченными в молоке (или воде) кусками чёрствого белого мякиша. Добавляем в фарш яйцо или пару яиц, если рыбы много, соль, перец, сахар (немного), подсолнечное масло (пару ложек) и обязательно сырую воду. Всё это тщательно перемешиваем. Фарш не должен быть крутым. Я обычно в этот момент ставлю на плиту кастрюльку с водой, довожу до кипения и бросаю туда на пару минут маленький комочек фарша. Попробовав его через пару минут, можно определить, что надо ещё добавить, чтобы вкус нам нравился.

Теперь начинаем формировать кастрюлю. Лучше всего гефилте фиш делать в широкой кастрюле с толстым дном. На дно кастрюли надо положить сырую свёклу и морковь, нарезанные толстыми пластинками, луковичную шелуху и даже колечки лука и рыбьи косточки, оставшиеся после снятия филе (не все сразу, они нам ещё будут нужны). Здесь надо не переборщить с шелухой, чтобы не испортить вкус и, в то же время, она должна дать правильный красивый цвет. На овощи укладываем куски рыбы, т.е. шкурки, наполненные фаршем. Это надо делать аккуратно. Голову я тоже стараюсь положить на дно, при этом надо её тоже наполнить фаршем. Когда рыба в один слой уложена, то надо залить её крутым кипятком. Кипяток надо лить аккуратно по стенке кастрюли. Рыба покрылась кипятком - можно укладывать следующий слой, снова перекладывая куски рыбы косточками и овощами и т.д. Два-три слоя - больше обычно не бывает. Если остаётся фарш, а шкурок уже нет, то можно сформовать котлетки и уложить их верхним слоем. Теперь рыба заварена кипятком, и мы ставим её на небольшой огонь. Соус надо посолить, бросить лавровый лист(я его не люблю и не кладу) и перец горошком. Вот так при небольшом (очень небольшом!) кипении она будет готовиться, как минимум, часа два. Конечно, съедобной она станет и через 30 минут, но, если варить её 2 часа, то вкус будет совсем другой. Объяснить это трудно, но евреи как-то об этом узнали очень давно, и так и поступают. Если попробовать её быстро сварить и сравнить с еврейским вариантом, то можно в этом убедиться. Об этом даже Похлёбкин в своей кулинарной книге писал.

Незадолго до окончания варки надо

попробовать соус, который называется юшкой, и придать ему вкус - может надо добавить соли, перца или сахара.

Если мы предполагаем есть рыбу холодной, то раскладываем её на блюде и заливаем соусом, который надо обязательно процедить. В холодильнике соус застынет. Если же будем подавать рыбу горячей, то пусть остается в кастрюле. А ещё бабушка всегда сливала немного соуса и варила в нём крупно порезанную картошку. Это называется «фиш картошка». К рыбе всегда подавался хрен со свёклой.

Косточки с налипшими на них кусочками рыбы тоже очень вкусны, но их надо «обгладывать» в тишине и одиночестве, потому, что это вкусно, но не очень эстетично.

Иногда я делаю такой фокус. Покупаю рыбное филе (телапию, например), готовлю фарш, как написала выше, и формую из него котлетки, укладываю, также на овощи и луковичную шелуху. Слоями заливаю кипятком и потом варю так же, как и рыбу. В этом случае надо в кастрюлю и в фарш добавить несколько ложек подсолнечного масла. Это, конечно, не классика, но тоже очень вкусно.

Или другой вариант. Есть рыба, но удалять кости нет охоты, тогда можно просто, порезав рыбу на куски, сварить тем же способом. Будет вкусно, но уж кости придется выбирать за столом каждому едоку.

Если уж речь о рыбе, то вот ещё мой рецепт рыбы под маринадом.

Рыба под маринадом

Очень просто, но я люблю. Рыбу (лучше филе) надо поджарить, обваляв в муке, перемешанной с солью и перцем. Маринад готовится так. На глубокой сковородке поджаривается лук до розового цвета (порезать не очень мелко) с натёртой на крупной тёрке морковью. Добавить томатную пасту или измельчённые помидоры. Всё вместе прожарить, придав вкус с помощью соли, перца горошком, лаврового листа и сахара. Развести этот соус (если потребуется) кипятком, но не до жидкого состояния. Рыбу разложить слоями на блюдо, перемежая соусом. Сверху должен быть маринад. Подержать блюдо в тепле, чтобы рыба пропиталась, потом убрать в холодильник.

Рыбные гнёздышки

Это горячее закусочное блюдо я освоила недавно , но всё-таки считаю необходимым его внести сюда, потому что оно очень современное и удобное. Хорошая рыба (лосось) теперь доступна, а стало быть, почему отказывать себе и своим гостям в хорошей горячей закуске, которую очень легко и быстро можно приготовить. Сначала надо купить багет, можно любой свежести, но лучше чёрствый. Можно и любой другой батон. Режем поперёк на куски толщиной сантиметра 3-4. Начинку готовим очень просто. Сырую рыбу мелко порезать. Я пробовала даже просто настрогать мороженую рыбу прямо из морозилки. Сырой лук тоже мелко порубить и смешать с рыбой. Туда же покрошить зелень - у меня это всегда укроп и, если есть, то и петрушка. Перемешать с солью и перцем. Можно чуть-чуть подлить подсолнечного масла. Кусочки багета надо намочить в молоке, но буквально на несколько секунд, чтобы мякиш размок, а потом , положив на доску, примять мякиш в середину, а образовавшийся «стаканчик» наполнить рыбой. А дальше надо разложить эти кусочки хлеба на противень или любую другую форму (хорошо делать в одноразовой форме из фольги). Дно формы смазать подсолнечным маслом. Ставим противень с гнёздышками в духовку, нагретую до 180 градусов С. Минут через 30 можно слегка полить майонезом и поставить ещё на пару минут в духовку. Можно и натёртым на тёрке сыром посыпать, но на мой вкус, без сыра нежнее.

ПЕРВЫЕ БЛЮДА

В доме, где я выросла, каждый день на столе обязательно были первые блюда. Готовили бульоны, супы, борщи. Обед без первого не существовал. Нам даже в голову не приходило, что можно жить без супа. Лично я бульоны не очень люблю, но варю.

Бульон

Собственно, сварить куриный бульон не такая уж мудрость, но есть несколько секретов. Во-первых, неприятно, если бульон мутный. Поэтому, есть две вещи, о которых надо побеспокоиться. Надо постоять у кастрюли, когда бульон закипел, уменьшить огонь и, тщательно сняв пену, отрегулировать несильное кипение. А во-вторых, очень удобный способ сделать бульон прозрачным состоит в том, что надо прижарить без масла на сковородке разрезанную луковицу и морковь до такого состояния, когда поверхность овощей на сковородке почернеет, т.е сгорит. Бросив эти овощи в бульон, вы увидите, как он на глазах станет прозрачным, как стекло. А ещё хорошо, если та луковица будет в шелухе. Можно даже пару листиков шелухи тоже бросить в бульон. Цвет станет янтарным. Ну а дальше можно положить корень петрушки или пастернака, а под конец бросить в бульон палки укропа.

Ели у нас дома бульон с лапшой. Лапшу бабушка часто делала сама. Крутое тесто тонко раскатывалось ,и эти круглые большие тонкие лепёшки раскладывались для сушки. Поскольку жили и готовили всё в той же одной единственной комнате, то сушили лапшу на кровати. Высохшие лепёшки рубили ножиком на лапшу и сушили дальше там же на кровати.

Любили есть бульон с маленькими такими омлетиками. Яйцо плюс столько холодной воды, сколько поместится в скорлупке, плюс мука и соль. Тесто, как на оладьи. На сковородке жарили эти оладьи и в тарелке заливали бульоном.

Моя свекровь варила бульон с крупной фасолью, и его ели, добавляя в тарелку ещё и отдельно сваренную гречневую кашу. Фасоль следует положить в бульон сразу после снятия пены, тогда она успеет свариться.

Борщ

Редкий человек не любит борщ. Но чтобы так любить борщ, как любили его в семье моего папы, редко встретишь. Бабушка варила его часто, и даже его поедание имело свой ритуал. Например, сначала в глубокую суповую тарелку (а тарелки тогда были большие, примерно вдвое против нынешних) бабушка клала кусок варёного мяса. Ели его с горчицей или посыпав солью. А дедушка ещё выпивал рюмку водки (50 грамм). Потом в тарелку наливали борщ и клали хорошую ложку сметаны. А мой папа вместо сметаны вмешивал в тарелку борща горчицу. Бабушка рассказывала, что живя в Ростове-на –Дону, она варила борщ на помидорах, т.е воды лили меньше, чем сока от помидор .Теперь , конечно, я варю его на мясном бульоне или иногда постный, т.е без мяса. Правда, уж совсем без запаха мясного я не люблю, поэтому заправляю бульонными кубиками мясными или куриными. Ну, а настоящий борщ хорош тогда, когда сварен на говяжьей грудинке. Практически одновременно с мясом я кладу в борщ корень петрушки или пастернака и очищенную свёклу. Она бывает готова одновременно с мясом. А чтобы свёкла не потеряла цвет, надо одновременно со свёклой насыпать в бульон немного лимонной кислоты или выжать лимон. Готовую свёклу надо вынуть из бульона, подержать несколько минут в холодной воде и, натерев на крупной тёрке, вернуть в бульон. В это время надо заготовить заправку к борщу. Поджарить лук и тёртую на крупной тёрке морковь до золотистого цвета, добавить в эту заправку либо томатную пасту, либо мятые помидоры и продолжать поджаривать ещё несколько минут. В готовый бульон заложить крупно порезанную картошку и капусту. Капусту также не следует рубить очень мелко. Когда картошка почти готова, отправить в кастрюлю заправку. В это время хорошо ещё положить в кастрюлю болгарский перец (я люблю целиком или половинку, чтобы потом можно было его вынуть), зелень сельдерея и палочки укропа. В самом конце варки надо придать всему этому вкус с помощью соли, сахара, лимонного сока или кислоты, чёрного молотого перца и толчёного чеснока. И уже перед самым тем моментом, когда следует выключить борщ, добавить крошево зелени- укропа и петрушки (или только укропа). Иногда в борщ кладут лавровый лист, но я его не люблю и практически не использую.

Можно не варить свёклу одновременно с мясом. Тогда надо её сырую натереть на крупной тёрке, потушить с небольшим количеством масла на сковородке отдельно от лука и моркови и положить в бульон одновременно с капустой и картошкой. При этом также надо подлить кислоты, чтобы свёкла не потеряла цвет.

Щи зелёные

В России это был щавелевый борщ, а здесь в Америке готовлю из шпината. Собственно способ приготовления ничем не отличается, только приданием вкуса - щавель сам кислый, а к шпинату нужен сок лимона или лайма. Бульон может быть мясным, а может быть просто водой, можно и пару кубиков бросить. Последнее время варю на телячьем бульоне - нежирно, мясо приятное и вкус хороший. Щавель или шпинат мелко режу ножом, также мелко режу зелёный лук и укроп. И лука и укропа надо взять много. Если бульон мясной, то доведя мясо до готовности, надо положить в него пару крупно порезанных картофелин. Если щи будут постные, то картошку варим в воде. Когда картошка готова, вынимаю её и, размяв вилкой, снова возвращаю в бульон, и туда же отправляю всю зелень: шпинат, укроп, зелёный лук. Кстати, можно и репчатый лук положить вместо зелёного. Готовятся щи после этого совсем недолго. Если кладём мясные кубики, то самое время их туда бросить и после этого надо придать вкус с помощью соли, сахара и лимона. По желанию можно положить чеснок. При подаче на стол, в тарелку надо положить крутое яйцо и сметану.

Щи из кислой капусты

Надо уже и о щах из кислой капусты сказать, потому что я их зимой частенько варю.

Сразу скажу, что варю я их только из капусты собственного засола. Потому что, если в квашеной капусте есть уксус, то он придаст неприятный вкус. Бульон, естественно, хорош мясной. Неплохо даже, если он из свинины. Но можно и любой другой или те же кубики. Картошку мелко порезать и заварить в бульон. Туда же отправить отжатую кислую капусту. Заправить прижаренным луком с морковкой. На эту же сковородку можно бросить рубленые помидоры или томатной пасты (но томатной пасты нужно очень немного). Можно и вообще без томатных компонентов. Естественно, что свежая зелень очень к месту. Очень вкусно , если перед тем, как налить щи в тарелку, положить в неё мелкорубленый чеснок. Можно подавать со сметаной, а можно и без неё. Пробовала готовить щи из квашеной капусты с добавлением свежей. Где-то вычитала, что это очень вкусно, но мне не понравилось.

Овощной супчик

Из свежей капусты хорош овощной супчик на мясном бульоне. О нём у меня приятные воспоминания с раннего детства. Что уж там клали мне в суп, я не знаю, но кажется, что такого вкусного потом никогда не ела. А сейчас варю овощной суп из любых овощей, которые есть под руками. Иногда даже протираю его в блендере и заправляю сливками или молоком. Готовлю я овощной суп совсем просто. Кладу всё, что есть- капуста, картошка, морковь, цветная капуста, кабачок. Если потом буду протирать, то лук и чеснок тоже варю вместе с овощами. А если не протираю, то можно заправить пережаренным луком с морковью и очищенным от шкурки помидором. Чеснок в тарелке тоже не будет лишним.

Очень удобно сварить овощной супчик с фрикадельками. Их можно приготовить из любого мяса, но лучше всего из говядины или курятины. Можно использовать и готовый фарш. Надо только добавить в фарш ложку манки, посолить и поперчить. Сформованные фрикадельки можно бросить в суп одновременно с овощами (им хватит минут 20 для готовности), а можно сварить отдельно в воде, потом вынуть их и положить в бульон овощи.

Рассольник

Я сама очень люблю рассольник. Когда я его ем, то непременно думаю о том, что, наверное, ни один народ, кроме людей, живущих в России, не додумался класть в суп солёные огурцы. Иногда в общепите варили рассольник с рисом, но я признаю только с перловкой. Причём, перловку люблю крупную. На упаковке должно быть написано №0. С рассольником нужно немного повозиться, потому, что, во-первых, перловку надо поварить отдельно несколько минут, а потом отлить и промыть под струёй холодной воды. Огурцы надо почистить от шкурки, мелко нарезать, а шкурку выварить в воде и воду эту потом вылить в рассольник, а шкурки выбросить. Можно, конечно всем этим пренебречь, т.е. перловку забросить сразу в бульон, а огурцы покрошить вместе со шкуркой, но тогда рассольник будет мутным, а огурцы в нём жёсткими.

Итак, в мясной бульон (бульон может быть куриным, а ещё практика показывает, что очень неплохо, если это бульон, в котором варился говяжий или даже свиной язык) надо положить пару картошек. Когда они сварятся, следует их размять вилкой и вернуть в бульон. Теперь в бульон можно положить и перловку, предварительно отваренную в воде. Огурцы кладём тогда, когда и перловка уже готова. Одновременно с огурцами заправляем поджаренной заранее морковью и луком. Солим. А дальше кладётся зелень - укроп, петрушка, сельдерей. (сельдерей в виде корня или листьев можно положить и раньше -потом выбросить) Есть можно со сметаной, а можно и без неё. Ещё можно украсить вкус рассольника, если положить в него заранее отваренные говяжьи почки. Я о них ниже ещё скажу.

Если уже говорим о супе с солёными огурцами, то сразу приходит на ум солянка, которую в моём родном доме не готовили. В нашей молодости мы её тоже не варили, но, если питались в общепите, т.е. в столовой, кафе или ресторане, то там это блюдо готовили всегда. Как я теперь понимаю, в общепите это блюдо готовить весьма выгодно, потому что туда можно сбросить все остатки. Откуда остатки - думать не будем.

Солянка

Для неё надо запастись обрезками всяческих колбасных изделий. Здесь в Америке можно в русском магазине купить обрезки на солянку за небольшие деньги. Для хорошей солянки надо, чтобы в наборе была колбаска и сырокопчёная, и варёная, и всякие кусочки шейки, карбонатов и ветчин. По рецепту всегда рекомендуются и сосиски. Лично я не люблю вкус сосисок в солянке. А вот кусочки варёной курицы, говядины и язычка - очень украсят вкус солянки. Итак, всё это надо мелко покрошить.

Бульон может быть говяжьим, или от языка, но можно сварить и на кубиках. С солёными огурцами следует поступать так же, как и при варке рассольника, т.е. шкурку отварить, отвар вылить в бульон, а шкурку выбросить. На большой сковороде поджарить (вернее, потушить на растительном масле) лук и натёртую на крупной тёрке морковь. Потом туда же добавить мясное крошево. Помешивая, потушить всё вместе, добавить мелко нарезанные огурцы и ещё немного потушить. В последнюю очередь добавим туда же томатную пасту, а лучше всего очищенные от шкурки резаные мелко или натёртые на тёрке помидоры. Очень хорошо подходят консервированные резаные помидоры в собственном соку.

Всё, что тушилось на сковородке, отправляем в бульон. Теперь надо этому придать вкус - соль, перец чёрный, лавровый лист, каперсы, маслины. Можно кусочки лимона, а можно их положить прямо в тарелку. И конечно, зелень. Хорошо есть солянку сразу, но и назавтра она будет тоже очень вкусной. Есть можно со сметаной или без неё.

Суп грибной

Раньше всегда его варили из свежих или сухих белых грибов. Со свежими понятно - промыть, слегка отварить и сделать поджарку, т.е пережарить грибы (или только ножки грибов) с луком и морковью. Грибной суп хорош с лапшой и картошкой. Можно его сварить с перловкой или овсяной крупой. Перловку надо сначала проварить немного в воде и отмыть. Заправляется суп зеленью и сметаной.

Если грибы сухие, можно замочить на некоторое время, потом промыть хорошо и проварить в воде или бульоне. Я их потом режу мелко и тоже слегка прожариваю. А в остальном так же, как и со свежими грибами.

Однажды мы были в Прибалтике и там пробовали суп из овощей, сваренный на молоке. Нам он очень понравился и я его иногда варю.

Молочный овощной суп

Собственно мудрого тут ничего нет. Овощи - капуста, морковь, картошка, можно, я думаю, и кабачок добавить. Всё это варится в молоке, приправляется солью и сахаром. В тарелку можно положить сливочное масло. Вкусно!

Вообще, в отношении молочных супов я вынесла такое мнение: всё, чем хочешь заправить молочный суп (вермишель, рис, овощи) должно вариться в молоке, а не отдельно. Иногда доводят до готовности в воде, а потом только заливают кипящим молоком, но мне кажется, что это не так вкусно.

Рыба в молоке

Этому я научилась тоже у своей бабушки , но это уже бабушка Хана, которая, не слыла кулинаркой, но какие-то блюда готовила очень вкусно.

Обычно для отваривания в молоке брали карпа. Можно варить любые кусочки, но обязательно надо положить голову и хвост, тогда навар будет желейным и можно его есть даже в холодном виде. Я обычно варю голову, хвост и ещё пару кусочков сначала в небольшом количестве воды. Снимаю пену и добавляю луковицу и морковь (можно порезать и то и другое крупными кусками). Когда рыба готова, добавить молоко, примерно, столько же, сколько воды. Для вкуса посолить, поперчить (можно бросить перец горошком, а потом его вынуть) и положить немного сахару - всё на свой вкус. Ещё несколько минут поварить. Есть можно в горячем виде, а можно холодным, когда застынет желе.

ВТОРЫЕ БЛЮДА

Думаю, с чего начать, то ли с котлет, то ли с жаркого. Потому что эти два мясных блюда составляют основу вторых блюд. Так вот о жарком.

Жаркое

Это, конечно, говядина. Причём, я за долгие годы убедилась, что оно вкусно только тогда, когда мясо с жирком. Очень неплохо идёт на жаркое телятина с жировой прослойкой.

Итак, режем мясо не мелко, а такими кусками, чтобы порция составляла 2-4 куска. Сначала жарим много лука на сковородке или в той же посуде, где будем тушить мясо. Лука, действительно надо много и хорошо, если он хорошо прижарен (но не пережарен, чтобы блюдо не горчило!), тогда жаркое в результате будет тёмно-коричневым и заваренная туда картошка тоже будет золотого цвета, что красиво и вкусно. К луку хорошо добавить порезанную соломкой морковь (немного). Раньше я морковь не клала, и тоже было хорошо, но морковь придаёт сладковатый привкус — это приятно. В прожаренный лук с морковью бросаю мясо. Если лук жарился в чугунке, то потом там и будем готовить жаркое, а если на сковороде, то прижариваем на ней же и мясо, а потом всё вместе переносим в чугунок или гусятницу, где будем тушить жаркое. Итак, мясо выпускает на сковороде сок и немного прижаривается. Потом доливаем воду (покрыть мясо) и тушим на медленном огне до готовности мяса. Когда мясо мягкое, солим, перчим (перца не жалеть!) и кладём толчёный чеснок. Короче, придаём тот вкус, который нам приятен. Иногда я добавляю и порезанную зелень, но можно этого не делать.

А дальше к жаркому делается гарнир -

гречневая каша, рис, макароны. Уже в тарелке гарнир поливается соусом из жаркого. Но самое вкусное, с моей точки зрения, это жаркое с картошкой. Причём, я не люблю отдельно сваренную картошку. Я завариваю её прямо в жаркое. Мясо вынимаю или просто отодвигаю ложкой и кладу в соус крупно порезанную картошку, а мясо потом укладываю сверху. Если надо, доливаю воду и досаливаю. Когда картошка готова, тут уж надо сразу и кушать. Мясо и назавтра будет вкусным, а вот картошка станет жёсткой.

Жаркое из селезёнки

Вот такое интересное блюдо, которое я ела только у своей бабушки Розы. Больше никогда и нигде я о таком блюде не слышала и тем более, не пробовала. Даже поиск в интернете кроме ливерной колбасы больше ничего не показал. В советские времена селезёнку купить мне не удавалось. Однажды, я лежала в больнице с женой директора одного из Московских рынков и она мне рассказала, что селезёнку всегда берут себе те, которые выдают справки на продажу мяса, и поэтому достаётся она либо им, либо начальникам. В перестроечные времена мне однажды удалось купить на рынке говяжью селезёнку и жаркое у меня получилось вкусным, как у бабушки и тоже с пшённой кашей.

Собственно готовила я её, как обычное мясное жаркое. Потушила кусочками, отдельно сварила кашу на воде (пшённая каша варится в пропорции 1 часть пшена и 4 части жидкости). Уже в тарелке кашу поливала соусом от жаркого. Бабушка же, как-то начиняла селезёнку кашей и тушила вместе. Кажется мне, что при этом она селезёнку зашивала ниткой, а потом её удаляла. Но, возможно, это только мне так кажется.

Жаркое в горшочках

Это блюдо я очень полюбила в связи с тем, что оно удобно, когда ждёшь в гости небольшую компанию. Можно приготовить жаркое накануне, а потом разогреть в той же духовке, где оно готовилось, и подавать его прямо в горшочках. У меня горшочки красивые из керамики с рисунком, но без крышек. Поэтому я их закрываю фольгой, а можно ещё залеплять простым тестом (мука и вода). Сейчас можно купить керамические сосуды для лукового супа с крышками. Они очень подойдут для жаркого.

А делается всё очень просто. Мясо (говядина, свинина или телятина) желательно с жирком разрезать на крупные куски и слегка обжарить на сковородке (можно этого не делать). Картошку тоже крупно порезать. Лук репчатый обжарить до розового цвета с морковью. Морковь можно натереть на тёрке, а лучше порезать тонкими брусочками.

Дальше поступаем следующим образом. В каждый горшочек складываем послойно- мясо, лук жареный с морковью, картошку. Солим, перчим, добавляем зелень, чеснок и всё другое, что нам хочется. Можно добавить помидоры, грибы, баклажаны. Я ещё кладу четверть кубика бульона и кусочек сливочного масла. Можно налить чуть-чуть жидкости. Закрываем герметично крышкой, фольгой или тестом и отправляем в духовку на час или больше в зависимости от сорта мяса.

Можно есть прямо из горшочка, а можно выкладывать на тарелки-всё дело вкуса.

Тушёная печёнка

Вкуснее всего, конечно, печёнка говяжья или телячья. Раньше у меня она всегда получалась жестковатая. Потом одна очень хорошая кулинарка тётя Ида научила меня. Печень надо разрезать на кусочки нужного размера и непременно отбить молоточком, как мясо, с двух сторон.

Я обваливаю печень в муке, смешанной с перцем и солью и жарю её на сковородке одновременно с луком (мелко лук не крошить). Это, буквально, пару минут. Потом печень укладываю в гусятницу или глубокую сковородку и, подлив немного воды ставлю тушить. Через минут 20 добавляю сметану и придаю окончательный вкус с помощью перца , соли и щепотки мускатного ореха. Даю пару минут прокипеть и кладу рубленую зелень.

Почки

Это блюдо готовится редко, хотя, на мой взгляд, тушёные почки очень вкусные. Просто с ними много возни. Сначала их надо вымочить в воде, причём, воду лучше много раз менять. Потом я их разрезаю, удаляю внутренний жир и плёнки и отвариваю минут десять. Воду, в которой почки варились, надо поскорее вылить, отмыть кастрюлю и почки тоже хорошо отмыть под струёй холодной воды. После этого почки нарезаются на мелкие кусочки и тушатся с жареным луком. В конце тушения я добавляю сметану, соль, перец и зелень. Можно добавлять солёные огурцы. Как гарнир очень подходит картофельное пюре.

Буженина.

Люблю сама сделать дома буженину из куска свинины (плечо, окорок или шея). Лучше, если мясо будет со шкуркой и ещё важнее, чтобы оно было с жирком. Потом она употребляется чаще всего в холодном виде вместо колбасы, но можно и горячей подать.

Кусок килограмма на полтора нашпиговать чесноком. Это очень удобно сделать с помощью тонкого ножичка. Вонзаешь его в мясо и по лезвию спускаешь внутрь четвертинку или половинку зубчика чеснока, предварительно опущенного в смесь соли и перца. Перец можно взять чёрный, а можно смесь перцев. Потом весь кусок натирается солью и перцем. Можно ещё смазать горчицей. Хорошо завернуть в фольгу и отправить в духовку (200 градусов С). Часа через полтора фольгу раскрыть, слить образовавшийся сок с жиром и подрумянить со всех сторон. Готово! Хранить в холодильнике. Образовавшийся при жарке сок слить в ту же ёмкость, где будет храниться буженина. Из него в холодильнике образуется вкусное желе.

Котлеты

Я долго не понимала, почему мои котлеты не такие по вкусу, как у бабушки, а спросить по молодости не догадывалась. Бабушкины котлеты были нежные и очень вкусные, особенно с жареной картошкой, а мои получались жёсткими. В конце концов, всё узнала и теперь котлеты вполне хорошие. Первое, что надо усвоить, это то, что котлеты следует делать из двух видов фарша

(можно и больше, но я беру 1/3 свиного фарша 2/3 говяжьего) и ещё - я убедилась, что котлеты из готового фарша не такие, как из фарша, сделанного из мяса в домашних условиях. Свинину я беру с жиром, а говядина может быть и постной. Вместе с мясом пропускаем через процессор репчатый лук (лук жалеть не надо!) , чеснок и чёрствую белую булку, размоченную в сырой воде (можно заменить мацой, также размоченной). Можно лук не размалывать вместе с фаршем, а, мелко порубив, поджарить его на сковородке до золотистого цвета и только потом добавить в фарш. И тот и другой вариант хорош, но вкус котлет немного меняется, а стало быть, надо пробовать и тот и другой вариант и выбирать тот, который больше нравится. Количество булки тоже имеет значение. Если её очень много, котлета будет «хлебная», а если мало, то может развалиться или будет не сочной. Затем в фарш надо положить яйцо (лучше только желток, но, если белки некуда деть, то пусть яйцо идёт целиком), а если фарша много, то и пару яиц. Очень улучшает вкус и консистенцию котлет майонез, пару ложек которого я всегда кладу в фарш. И ещё я обязательно замешиваю в фарш мелко нарезанный укроп. И непременно, при размешивании фарша надо подливать сырую воду. Вымешивать надо до однородности, а это не так быстро выходит. Конечно, соль и перец тоже надо положить в фарш. Это уже по вкусу. Говорят, что вредно пробовать сырой фарш, но я всё равно это делаю. Не обязательно его есть, можно только лизнуть на пробу. Можно ещё, если время позволяет, скатать из фарша маленькую тефтельку и бросить её на пару минут в кипящую воду, а потом попробовать. Готовый фарш не должен быть крутым. Жарить котлеты можно на смеси сливочного и подсолнечного масла, а можно и на одном подсолнечном. Я обваливаю котлеты в молотых сухарях. Можно купить их уже готовыми, а можно сделать самим. Бабушка молола сама сухие сушки или мацу. И обязательно на сырую уже обвалянную котлету нанести с двух сторон сетку острым ножиком. Смысл этого действа я точно определить не могу, но так делала бабушка и я так делаю, будучи уверена, что это очень важно.

Тефтели в томате или «Бабушкино второе»

История этого блюда восходит к довоенному времени, т.е. когда мне было 4-5 лет. Я летом всегда находилась у своих бабушек, живших по соседству. Причём, спала у одной бабушки, а ела у другой, у бабушки

Розы. И, если меня кормили чем-то, что мне не очень нравилось, я просила «бабушкино второе». Так я называла мясные тефтели в томатном соусе с картошкой. Сама я их очень люблю до сих пор, но это блюдо не любит муж, поэтому не часто их готовлю.

Фарш для тефтелей практически ничем не отличается от котлетного фарша, но чаще я делаю тефтели только из говяжьего мяса. Можно добавлять в фарш рис, предварительно немного отваренный.

Поджарить репчатый лук до розового цвета. Лука надо взять побольше, чтобы хватило и в фарш положить и ещё в кастрюлю, где тефтели будут потом тушиться. Хлебного мякиша можно вообще не класть, а если класть, то немного. Сформованные тефтели я слегка обжариваю на сковородке, затем складываю в кастрюлю, где они будут тушиться. Хорошо тушить в гусятнице, глубокой сковороде или кастрюле с толстым дном. Итак, жареный лук и слегка прижаренные тефтели надо аккуратно уложить в кастрюлю, залить кипятком и потушить под крышкой до готовности. Кипяток надо лить аккуратно по стенке кастрюли, чтобы тефтели не распались. Потом добавляем протёртые помидоры в собственном соку (можно, конечно, и томат-пасту) и немного крахмала или муки , разведённой в молоке или сливках (можно и просто в холодной воде). Соусу надо придать вкус с помощью соли, перца, сахара, толчёного чеснока и зелени (укроп, петрушка). Дать прокипеть и готово. Картошку или пюре можно сварить отдельно или придумать любой другой гарнир. А бабушка заваривала крупно порезанную картошку прямо в этот соус. Было очень вкусно. Правда, я думаю, что это надо съедать немедленно, потому что на следующий день картошка будет жёсткой.

Фаршированные перцы и голубцы

Фарш для перцев и голубцов практически такой же, как и для тефтелей. Обычно он говяжий, рис добавить туда тоже очень хорошо. Собственно, вся остальная процедура приготовления этого блюда аналогична приготовлению тефтелей. Только фаршем надо наполнить очищенные от семян перцы или завернуть фарш в капустные листья. Чтобы капустные листья годились для голубцов, хорошо вырезать из середины кочерыжку и после этого поместить кочан в большую ёмкость с кипятком. Полежит, и листочки легко отойдут.

В кастрюлю, где будут тушиться перцы и голубцы, положить жареного лука и наполнить её начинёнными перцами или голубцами, потом залить кипятком, проварить и заправить томатом или мятыми помидорами, придать вкус с помощью соли, перца, чеснока, сахара и зелени (укропа и петрушки). Можно так же, как тефтели, заправить крахмалом или мукой разведённой в сливках, молоке или сметане. Можно заправить и одной сметаной. Короче, всё это дело вкуса. Я люблю с помидорами.

Кстати, вполне возможно готовить вместе перцы с голубцами одновременно в одной кастрюле. И даже кабачки, начиненные тем же фаршем, тоже там будут уместны. А кастрюлю для такого блюда лучше брать с толстым дном и ещё хорошо, когда она широкая, чтобы не было много слоёв.

Мясо кисло-сладкое (эсек флейш)

Это исконно еврейское блюдо. Правда, в силу того, что вкус его несколько парадоксален, не всем оно нравится. Раньше мы его делали часто вот в таком варианте. Мясо тушится, как обычное жаркое, т.е. с обжаренным луком, но без моркови. Когда мясо практически готово, в ту ёмкость, где оно тушилось, кладётся вишнёвое варенье и томатная паста. Окончательный вкус придаётся блюду при помощи сахара, соли, перца и лимонной кислоты. Получалось очень вкусно, хотя традиционно еврейский рецепт выглядит по-другому.

Мясо тушится таким же образом, а затем к нему добавляется чернослив и немного томатной пасты. Соус получается консистенции сметаны и может пригорать, поэтому необходимо за этим следить и слегка помешивать. Вкус придаётся с помощью тех же ингредиентов.

Пельмени и вареники

Подробно об этом нет смысла писать, потому что таких рецептов много и их можно найти везде и они самые разные.

Пельмени я делаю обычно раз или два за зиму, но зато занимаюсь этим иногда целый день или даже два дня. По мере изготовления они морозятся в холодильнике (к этому времени стараюсь морозилку по возможности освободить). На горизонтальные пластиковые листы укладываю по 30 штук и по мере изготовления отправляю в морозилку. Можно укладывать листы друг на друга, надо только дать пельменям пару минут «схватиться». Чтобы потом они легко отходили от листа, лучше припылить лист мукой, а уж потом укладывать пельмени. Замороженные пельмени можно укладывать в целлофановые мешки и раздавать родственникам и друзьям.

Испытанный рецепт **для теста:** ½ стакана холодной воды (есть разные теории - одни рекомендуют ледяную воду, а другие- тёплую), 1 яйцо , 1 чайную (без верха) ложку соли. Муки уйдет немного меньше, чем 0,5 кг. Главное, чтобы тесто не было слишком крутым и, в то же время, легко раскатывалось. Рекомендуется тесту немного «отдохнуть»- полежать минут 15, но это не обязательно.

Я не раскатываю в большие листы и не вырезаю рюмками. Небольшие кусочки теста скатываю в «колбаски» и нарезаю поперёк на небольшие кусочки, которые потом раскатываю в кружки и леплю вручную. Если рука набита, то пельмени и при таком способе будут одинакового размера. А если вырезать из большого листа, то остаются обрезки, они потом высыхают и не хотят раскатываться. Мне это не нравится.

Для фарша я беру свинину и говядину в

пропорции 1:2. Точность здесь не очень важна. Мясо надо пропустить через процессор или мясорубку желательно дважды вместе с репчатым луком. Количество лука по желанию. Фарш посолить поперчить (иногда добавляют сахар, но я не пробовала). Хорошо вымесить фарш, подливая в него воду, чтобы он не был слишком крутым. Я, прежде, чем лепить пельмени, всегда провариваю в кипящей воде комочек фарша на пробу.

Можно отваривать пельмени в воде и тогда воду надо посолить, поперчить, можно также бросить туда зелень. А можно в мясном бульоне.

Вареники делаю только с вишней, потому что очень их люблю с детства. Бабушка летом нас ими часть баловала. Тесто ничем не отличается от пельменного , только раскатывается чуть потолще, чтобы вареники не разваливались при варке. Из вишни надо вынуть косточки и присыпать их сахаром. Сок потом слить и использовать для соуса. Косточки залить небольшим количеством воды и проварить. Косточки потом выбрасываются, а в эту воду добавляется сок от вишен и варится густой кисель, т.е. надо добавить сахар и заварить крахмалом. Этим соусом поливаются уже в тарелке сваренные вареники. Вкусно очень!

Плов

Сразу скажу, что по плову я не большая специалистка. Он у меня долгие годы вообще не получался хорошим, но потом родственник из Молдавии меня немного подучил и раскрыл пару секретов. Во-первых, морковь ни в коем случае нельзя тереть на тёрке, как я делала раньше, а надо нарезать соломкой. Во-вторых, он давал такой рецепт: мяса, моркови , лука и риса должно быть поровну по весу. И третье - после закладки риса надо налить воды на два пальца выше поверхности риса. Вот я этим и руководствуюсь. Сначала на постном масле тушу лук и морковь до красивого цвета, потом туда закладываю мясо (любое) порезанное на небольшие куски, и даю ему немного потушиться без воды. Приправить специями. Я обычно покупаю готовую приправу к плову и ещё добавляю соли и перца - черного и красного. Потом добавляю воды и накрываю крышкой. Мясо тушится до готовности. Потом закладываю рис, предварительно промытый (можно даже его замочить заранее) и доливаю воду так, чтобы её было на два пальца выше поверхности риса. Можно положить головку чеснока. Когда вода выпарится, проделать отверстия на поверхности риса, не перемешивая с мясом, и довести плов на маленьком огне до готовности.

Цимес

Цимес я готовлю совсем редко, поскольку сама это блюдо не очень люблю. Обе мои бабушки готовили его регулярно, но делали они это по-разному. У бабушки Ханы он был пресноватый, с молочным соусом, морковка была светлая. А баба Роза готовила на жжёном сахаре и обязательно с кнейдлах. Вкус у её цимеса был пряный. Чувствовалась гвоздика, корица. Своего рецепта она не оставила, вернее будет сказать, что я не поинтересовалась вовремя, но я восстанавливала, вспоминая вкус. Мясной цимес я не люблю и никогда не варила.

Морковь я режу кружками вручную. В кастрюлю с толстым дном насыпаю сахарный песок (несколько ложек в зависимости от количества моркови) и расплавляю. Наливаю горячую воду, добавляю сливочное масло и в эту тёмную сладкую водичку засыпаю морковь, чуть присолив по вкусу.

Пока томится морковь, делаю тесто для кнейдлах. Муку, яйцо и немного шкварок или просто жареного лука перемешать, посолить, добавить воду и замесить очень слабое тесто. Можно взять готовую манную кашу и, добавив яйцо, сформовать кнейдлах из этого. Когда морковь готова, добавить чернослив, изюм, можно яблочко и придать приятный вкус с помощью пряностей - корица, пару гвоздичек, сахар, немного перца (можно не класть). Кнейдлах обвалять в муке и поместить в серединку кастрюли. Немного проварить и готово. Можно без кнейдлах, но тогда нужно цимес чуть заварить мукой, чтобы не было очень жидкого соуса.

Каши

У меня к кашам странное отношение. Я люблю вкусные каши, но готовлю их очень редко. Объяснения этому я толком не нахожу, но думаю что всё объясняется моим «мясоедством», т.е. мясо - моя главная еда. Поскольку мясо в разных видах у меня всегда в наличии, то неизвестно, когда кашу есть. Но, тем не менее, от бабушки знаю рецепт очень вкусной рисовой каши. Про пшённую кашу на воде, в качестве гарнира к жаркому из мяса и селезёнки, я уже писала. А вот рецепт очень вкусной сладкой рисовой каши.

Сладкая рисовая каша на жжёном сахаре

Жжёный сахар вообще в старинных рецептах часто упоминается. Его добавляли даже к мясу для придания особого вкуса и, главное, цвета. Для его приготовления нужен чугунок с толстым дном или сковородка. Насыпаем сахарный песок и даём ему расплавиться. Главное уследить, чтобы он не горел, а плавился и становился приятного светло-коричневого цвета. Для каши нужно три — четыре столовые ложки сахара. В конце плавления наливаем горячую воду. Раздаётся страшное шипение - это надо перетерпеть. Потом эту воду выливаем туда, где будем варить рисовую кашу. Или варим в том же чугунке, где плавили сахар. Рис завариваем в сладкую воду. Если надо, то доливаем воды (на 1 часть риса не меньше 4-5 частей жидкости). Варим почти до готовности риса, добавляем, если хотим, промытый изюм (можно его предварительно вымочить в коньяке или ликёре) и сливочное масло. А дальше надо ещё потомить на медленном огне. Сахар, если надо, можно добавить до нужного вкуса. Есть можно как в горячем, так и в холодном виде.

Пробовала так варить и пшённую кашу - тоже

вкусно.

Омлет

Это важное блюдо, поскольку наша бабушка готовила нам омлет и какао на завтрак, и этот завтрак был самым вкусным. Мои внуки тоже любят омлет. Мы его делаем так. Взбить вилкой пару яиц со щепоткой соли. Чайную ложку муки размешать в молоке и влить во взбитые яйца. Вылить на подогретую сковородку (её надо предварительно полить маслом и прогреть с закрытой крышкой) и жарить с двух сторон под крышкой. Есть следует немедленно, потому что он может осесть.

Недавно я нашла в интернете рецепт омлета, который мне тоже очень понравился. К паре яиц добавить две чайные ложки сметаны, посолить и слегка взбив, вылить на прогретую сковородку. Жарить под крышкой с двух сторон. Поднимается очень хорошо, но по вкусу мне бабушкин вариант нравится больше.

Лапшевник

Ещё у нас дома очень любили приготовленный бабушкой лапшевник. Готовлю я его редко, но сама очень люблю. Отвариваем много вермишели или лапши. В миске смешиваем с яйцами, сахаром (произвольно определяем количество) и изюмом. Можно накрошить яблоки. Добавляем растопленное сливочное масла. Потом всё это выкладываем в форму, смазанную маслом и посыпанную сухарями или мукой. Бабушка пекла лапшевник в печке-чуде на керосинке. Сверху образуется вкусная корочка и вообще это блюдо не хуже пирога к чаю или на завтрак. Хорош он и в холодном виде.

Оладьи с яблоками

Это моё дежурное блюдо. Дежурным я его называю потому, что в прежние времена, придя с работы и обнаружив в доме гостей (иногда в большом количестве)- муж привёл, друзья детей и т.д., я немедленно приступала к его приготовлению – всегда выручало. Самое простое взять в вольной пропорции кефир (можно простоквашу или сметану, разведённую с молоком), вбить яйца, сахарный песок, ваниль и щепотку соли. Взбить слегка и слегка же подогреть (можно и не греть). Добавить муку с ложечкой соды. В это негустое тесто накрошить яблоки (можно со шкуркой) и сразу жарить на сковородке на растительном масле. Можно за очень кроткое время произвести гору вкусных оладий. Есть, естественно, можно с вареньем, мёдом , сгущёнкой, посыпать корицей. Правда, теперь я иногда делаю эти оладьи на дрожжах. Развожу дрожжевое жидкое тесто, даю ему подойти, а дальше всё то же самое.

Блинчики с начинкой

Пару слов о блинчиках с начинкой, тех, что назывались раньше налистниками. Собственно изготовление блинчиков вполне стандартно: яйца растереть с сахарным песком и щепоткой соли, развести тёплым молоком или смесью молока и воды, добавить муки и размешать миксером, чтобы не было комков. Консистенция должна быть, как не очень густая сметана. Я лью в тесто постное масло (довольно много), чтобы жарить, не смазывая каждый раз сковородку. Жарю я блинчики на двух чугунных сковородках. На этих сковородках я больше ничего не готовлю.

В качестве наполнителя я делаю, в основном, три компонента - мясо, творог или яблоки.

Варёное мясо надо размолоть на мясорубке или в процессоре, добавить жареный лук, заправить солью, перцем, и налить немного бульона. Варёные яйца я не люблю класть, но, если кому-то нравится, то можно. Зато обязательно приправляю мелко порубленным свежим укропом.

В творог нужно добавить яйцо, сахар, немного посолить, можно добавить ваниль, изюм или сушёную клюкву.

Яблоки мелко порезать, слегка припустить на сковородке со сливочным маслом и сахаром (коричневый сахар даёт хороший вкус). Посыпать ванилью или корицей по вкусу.

Блинчики с мясом я складываю конвертиком, с творогом- трубочкой, а с яблоками – треугольниками.

Сырники

Немного о сырниках. Сама я лет до 30 сырники не любила. Почему-то всегда в столовых и буфетах их делали большими и толстыми, поэтому они не пропекались, были внутри сырыми и кислыми. Дома у нас их почему-то не готовили. Потом я поняла, что для того, чтобы сырники были вкусные, надо делать их маленькими и плоскими. С тех пор они стали, в некотором роде, фирменным блюдом в нашем доме. Мальчик из Чехии, гостивший у нас в 70-х годах, рассказал о наших сырниках своей чешской маме и она, приехав с экскурсией в Москву, попросилась к нам в гости с условием, что у нас она попробует те сырники, о которых с таким восторгом говорил сынок.

А в самом деле всё очень просто. Я творог разминаю вилкой, хотя везде рекомендуют протирать через сито или пропускать через мясорубку. Не вижу в этом смысла. Добавляю соль (на глазок), сахар, ваниль, яйцо (или пару яиц), изюм или сухую клюкву и муки столько, чтобы получилось тесто консистенции глины. Можно добавлять соду, но я этого не делаю. Лучше положить лишнее яйцо – сырники будут пышные, и не будет вкуса соды.

У меня два способа лепки сырников. Первый: скатываю небольшие шарики и обваливаю их мукой в глубокой тарелке или миске (чтобы мукой не пачкать кухню, нужно, чтобы мука всё время находилась в глубокой посуде), придаю форму овальных тонких лепёшек и на сковородку. Второй способ: скатываю длинные колбаски из теста, режу их на узкие лепёшечки и также обваливаю в муке и жарю. Такие сырники хорошо прожариваются и получаются вкусными и приятными. Правда, они

маленькие и их надо съесть много. Ну и ладно! Для своих не жалко!

Латкес, они же драники

На мой взгляд, у меня такие латкес, как у мамы, не получаются. Можно утешить себя тем, что картошка была другая или сковородка чугунная ни с какой другой сравниться не может, но мне приятнее думать, что всё дело в мамином умении. Она обладала терпеливым характером, могла всё делать с завидной тщательностью. Я этого не умею, как ни стараюсь. У мамы латкес были очень тоненькими, хрустящими и правильной овальной формы..

Картошку надо натереть на мелкой тёрке. Если картошка даст много сока, то придётся либо положить побольше муки, либо немного отжать массу. Ещё надо положить яйца. Количество строго не регламентируется.

Солим, перчим и капельку сахарим. Во многих рецептах рекомендуют натереть на тёрке в тесто репчатый лук или яблоко или то и другое вместе. Я пробовала, но мама этого никогда не делала. Муки надо положить столько, чтобы масса оставалась жидковатой. На сковородку оладьи выкладываем ложкой в кипящее подсолнечное масло. Но масла не должно быть слишком много, чтобы оладьи не очень им пропитывались. Я предпочитаю почаще подливать масло понемногу. Можно готовые оладушки промокнуть бумажным полотенцем.

Ели их у нас дома без приправ, но можно и со сметаной и даже со сгущёнкой. Можно присыпать уже готовые оладушки жареным луком. А если их с этим луком немного потушить, подлив капельку водички, то это уже будет «фальшивая фаршированная рыба». Рыбы там нет, но по запаху напоминает. Готовили так во время войны, и я думала, что это изобрела моя бабушка Хана. Но потом я нашла подобный рецепт в Еврейской кухне и поняла, что евреи этот фокус изобрели давно.

Моя прабабушка Геня готовила похожее блюдо под названием «ильник». К сожалению, я не нашла нигде в Еврейской кухне такого термина. Она готовила такую же массу, как для латкес, укладывала её в маленькие сковородки и ставила в русскую печь, которая в нашем тогдашнем (40-е годы 20 века) жилище была. Сверху посыпала жареный лук. Думаю, что сковородку надо смазать маслом и кусочек сливочного масла сверху тоже не помешает. Было это большим лакомством и готовилось ею всегда для внука Семёна, который это очень любил. Ну и нам тоже, конечно, перепадало. Я пробовала приготовить «ильник» в духовке. Получилось, но, мне показалось, что у бабушкиного «ильника» был вкус гораздо лучше. Должно быть, русская печь тут тоже свою роль играла.

ПИРОГИ И ПЕЧЕНЬЯ

Самое простое и то, что люблю с раннего детства, это печенье или вернее сухарики, которое бабушка Роза пекла часто, особенно, когда у меня по выходным собиралась молодёжь. Пекла сразу много, и оно призывно лежало большой горкой в вазе на столе. Потом я пекла его часто, когда Лёня был в Армии, и мы отправляли ему печенье бандеролями. Мы называли его пекушки. По-еврейски оно называется «манделбройт». А теперь я выяснила в интернете, что это итальянцы именуют это печенье «бискотти». А ещё оно называется «пумперникель»- это уже у литовцев. Как бы его не называть, но суть и вкус совпадают. Я пеку по такому рецепту.

Манделбройт (пекушки, бискотти , пумперникель)

3 яйца взбить со стаканом сахара, потом туда же добавить 100 грамм размягчённого масла или маргарина (если масло несолёное, то можно бросить щепотку соли). Положить туда изюм (или сушёную клюкву), грецкие орехи или миндаль - раздробленные, но не очень мелко. Хорошо, когда орешки чувствуются в печенье. Изюм или клюкву можно предварительно вымочить в виски, коньяке или ликёре, но совсем необязательно. Орехов и изюма можно не жалеть. Потом замешиваем всё это мукой с добавлением соды или пекарского порошка – примерно чайную ложку без верха. Муки уходит около 0,5 кг. Тесто должно быть как мягкая глина. Из этого количества теста делаем 5-6 колбасок, которые потом уже на противне прижимаем рукой и получаем полоски шириной примерно 5 см и высотой 1 см. Эти полоски выпекаем в духовке при180 градусах. Противень можно не смазывать, а полоски нужно сверху смазать

яйцом, а можно и просто водой. Ещё можно в тесто добавить какао, корицу или ванилин. Это уже по вкусу хозяйки. Минут через 15-20 противень достаём из духовки, колбаски нарезаем наискосок, шириной примерно 2 см и переворачиваем сухарики на бочок. Отправляем в духовку ещё минут на 5-7. Из такого количества получается штук 60. Количество продуктов можно пропорционально увеличить и напечь целую «тонну». Хранится это печенье очень долго, но и съедается легко.

В моём репертуаре ещё два вида печенья. Один рецепт принесла сослуживица Марина Степанова, и потому оно получило такое имя.

«Печенье Маринки Степановой»

3 стакана муки, 200 грамм масла или маргарина, 300 грамм сметаны, 2-3 столовых ложки сахара, 0,5 чайной ложки соды, немного соли (если маргарин несолёный). Тесто

замесить и разрезать на 10 частей. Каждая часть раскатывается в тонкую круглую лепёшку. Затем лепёшка разрезается на 8 секторов. Начинка - мармелад, разрезанный на длинненькие поленца. Каждое поленце укладывается на широкую сторону сектора и заворачивается в рулетик. Выпекается в духовке при температуре 180 градусов С около 20 минут. Печенье очень вкусное и долго хранится.

Другое печенье от тёти Жени Лангман. Оно существует в двух вариантах.

Конвертики

0,5 кг творога, 200 грамм маргарина, 0,5 чайной ложки соды

(погасить уксусом), муки столько, чтобы тесто стало консистенции глины.

Из теста скатать шарики и отправить в холодильник минут на 40. Каждый шарик раскатать в кружочек, насыпать сахара на серединку кружка, можно положить пару изюминок и, собрав в фунтик, скрепить. Выпекать на противне, слегка смазанном маслом минут 25 при температуре 180 градусов С.

Розочки из творожного теста

250 грамм творога, 200 грамм маргарина, 1 желток, 1,5 стакана муки, сода (погасить уксусом), муки столько, чтобы тесто стало консистенции глины.

Разделить на 4 части и отправить в холодильник. Оставшийся белок взбить с одним стаканом сахара. Каждую часть теста раскатать в прямоугольник и смазать взбитым белком. Затем свернуть рулетом и разрезать на кружки, которые уложить плашмя на противень. Готовые печенюшки можно посыпать сахарной пудрой. Печенье очень вкусное и красивое.

Штрудель

Два пирога самые главные в моём меню. Первый – это штрудель. Без него не обходилось ни одно семейное торжество или просто праздничный семейный обед у бабушки Розы. При её жизни никому бы не пришло в голову самим печь штрудель, но и рецепт толком никто не записал, а после её ухода я с трудом восстанавливала его. Что-то вспоминала мама, что-то рассказывала тётя Соня (сестра бабушки Ханы, которая тоже его пекла, но по своему рецепту). В результате получился рецепт, который при воплощении даёт хороший результат - вкус, как у бабушкиного пирога. Со штруделем связана у меня ещё такая семейная байка. Друг папы и мамы дядя Люся (Илья) Цирельсон, человек очень крупный и шумный, бывавший на всех наших посиделках, как только входил в комнату, быстро находил место, где бабушка поставила блюдо с пирогом, и отправлял его на самый верх платяного шкафа, куда никто, кроме него, достать не смог бы со словами: «Я вам потом сам буду раздавать».

Со временем я разобралась, что типовой штрудель (еврейский, немецкий, австрийский и венгерский ретеш) - это рулет из вытяжного теста, чаще с яблоками или вообще с любой другой начинкой, даже и не обязательно сладкой. А тот, что пекла бабушка Роза и тот, что я сейчас пеку - это очень напоминает восточную пахлаву, но всё-таки это нечто другое. Итак, надо запастись терпением и приготовить все ингредиенты.

ШТРУДЕЛЬ моей бабушки Розы

Рецептура приведена на небольшой пирог. На большой противень нужно полторы нормы. И ещё важно, чтобы противень был с высокими бортиками.

Для теста ½ пачки дрожжей (50 грамм) или чуть больше столовой ложки сухих, ½ стакана воды, 200 грамм масла или маргарина, 3 стакана муки.

Для начинки корица, сахарный песок (не

пудра), изюм, молотые грецкие орехи, конфитюр или смесь различных варений (можно даже намешать разных сортов, но лучше всего идут варенья и джемы из лесных ягод). Варенье не должно быть очень жидким и лучше, если в нём не будет крупных плодов, вроде абрикосов или слив.

А теперь готовим пирог:

1. Масло или маргарин растопить. Замесить тесто в один приём, разделить на 6 или 7 кусочков и поставить в холодильник примерно на час.

2. Раскатывать по одному пласту и укладывать сразу на противень (неплохо застелить дно противня фольгой), обильно смазанный подсолнечным маслом, желательно без запаха, хотя бабушка смазывала обычным пахучим маслом . Если пласт рвётся, то можно делать заплатки- они потом спекутся. Боковинки, если они лишние, надо обрезать и тесто это примесить к следующему пласту.

3. Каждый последующий пласт тоже обильно

промазывается подсолнечным маслом, засыпается сахаром (не жалеть, потому что в тесте сахара нет) и корицей, которую тоже жалеть не надо, но и увлекаться не стоит. Правильность придёт с опытом.

4. 1-й,3-й,5-й пласты кроме сахара и корицы посыпаются изюмом и молотыми грецкими орехами (орехи должны быть мелко раздроблены, но не совсем, как мука), а 2-й, 4-й и 6-й тоже присыпать корицей и сахаром и намазать конфитюром Верхний 7-й пласт тоже промазать подсолнечным маслом, посыпать сахаром и корицей. Можно добавить ещё и орехи.

5. Собранный пирог, а он будет уже высоким, надо прямо на противне аккуратно разрезать в сыром виде на ромбики, иначе в готовом виде он будет крошиться. Ставим в горячую духовку (180 градусов С или 360F) примерно на 1 час.

Бывает, что во время готовки варенье вытекает из пирога и потом не так легко его вынуть из противня. Эта работа требует терпения. Если выстелить дно противня фольгой, это несколько облегчает задачу. Иногда боковинки или донышки отдельных кусочков пригорают, Эту проблему легко решить с помощью мелкой тёрки. Кстати, этот же совет будет полезен и в случае, если какие-нибудь другие пироги пригорают. И вообще, если приноровиться, то ничего сложного тут нет. Бывает, что я пеку сразу два противня.

Штрудель может храниться долго, но, как правило, съедается быстро.

Наполеон

А второй пирог, вернее торт идёт у меня под маркой «Наполеон от Нины Селеховой». Вернее будет сказать от семьи Селеховых. История его появления в моём репертуаре такова. Нина Селехова - моя школьная подружка-одноклассница. Жили мы в соседних домах и, как раньше было принято, частенько захаживали домой друг к другу. У Селеховых была довольно большая семья: мама, папа, трое детей и две бабушки. А кроме того у них была дача с садом где-то под городом Куйбышевым (ныне и раньше Самара). Туда детей отправляли с бабушками на лето, оттуда привозили осенью заготовки-варенья, соленья. Всякие вкусности Нина таскала с собой в школу и на переменках пыталась лакомиться. Но не всегда ей это удавалось в полной мере - девчонки налетали и пытались тоже полакомиться, тем более, что далеко не у всех тогда дома такие вкусности бывали. Мы все пришли в нашу школу во 2-й класс, а это 1944 год, ещё и война не кончилась. Короче, среди того, что мы иногда пробовали у Нины, был и этот торт. Ну и на Нининых днях рождения нам тоже он подавался. Прошли годы, мы уже обзавелись семьями, у нас родились дети, и вот мы с Зеей, другой нашей одноклассницей, вспомнили, что очень вкусный торт пекли у Селеховых. Оказалось, что сама Нина его не печёт и рецепта не знает. Но ещё было у кого спросить, и рецепт я в конце концов получила. И на ближайший Новогодний праздник (я думаю, это был год 1970-ый) мы вдвоём с Зеей этот торт испекли. С тех пор я пеку его всегда на Новый год, ну и по другим случаям. Собираю на большом противне, намазываю кремом и оставляю на ночь для пропитки, а утром обрезаю вокруг для придания аккуратного вида. Дети, когда были маленькие, всегда утром лакомились этими обрезками. Я сама этот момент тоже люблю.

Наполеон от Нины Селеховой

Для коржей: 250 грамм маргарина, полтора стакана сахара, 1 стакан кефира (в рецепте Нининой бабушки, тоже Нины — рекомендовалась простокваша), сода (чайная ложка без верха), соль (если маргарин солёный, то можно не добавлять).

Замесить с мукой — примерно 3 стакана. Тесто должно быть как глина. Разделить на 6 или 7 комочков и убрать в холодильник на час или больше.

Раскатывать коржи по одному, доставая из холодильника. Я раскатываю их прямоугольными по форме противня. Печь на сухом противне по одному коржу . Каждый печется примерно 10 минут. Снимать аккуратно, чтобы не поломались

Для крема: вскипятить ¾ литра молока и полтора стакана сахара. В другой ёмкости размешать ¾ стакана муки и ¼ литра молока (чтобы не было комков). Можно добавить пару яиц, а можно и без них. Вливать кипящее молоко в мучную смесь и загустить на плите, не доводя до кипения- всё время мешать деревянной лопаткой! Остудить до комнатной температуры и вбить туда 200 грамм сливочного масла, предварительно размягчённого при комнатной температуре. В оригинальном рецепте было 600 грамм масла, но моя практика показала, что это очень жирно и не так вкусно. Думаю, что они в те давние времена пользовались более натуральным маслом и вкус у него был другой. Но можно при желании увеличить норму масла.

Коржи обильно смазывать кремом. Средний слой (третий или четвёртый) покрыть вместо крема вареньем из черной смородины или клюквы. Варенье должно быть с кислинкой и не очень жидкое. Можно использовать те же ягоды, протёртые с сахаром. Верх торта, смазав кремом, посыпать крошкой из коржа, который поджарить посильнее для цвета.

Подержать собранный торт при комнатной температуре час или полтора, чтобы пропитался и потом убрать в холодильник. Обрезать поутру и отдать обрезки детям.

Дрожжевое тесто

Теперь о дрожжевом тесте. Бабушка обычно пекла из дрожжевого теста пирог с картошкой или вишнями в печке-чуде. Поскольку бабушка пекла пироги на керосинке, то «чудо» - это лучшее, что можно для такого случая придумать. Рецепт бабушкиного дрожжевого теста я не знаю, но, судя по тому, что дрожжевые пироги стала печь моя мама, когда ещё была жива бабушка, я думаю, что мама изначально пользовалась бабушкиным рецептом, поскольку ни кулинарных книг, ни интернета тогда не было. Мама ставила тесто на опаре, т.е сначала немного жидкости и муки со всей нормой дрожжей, потом после бурного подъёма уже замешивалось тесто и выстаивалось по нескольку раз. Норму я у мамы тоже не спросила. А сама стала печь такие пироги уже после маминого ухода. Из всех рецептов, которые я тогда откуда-то собирала (журнал «Работница», советы подруг и приятельниц), у меня были в ходу два. И, хотя они оба не очень сдобные, но я пеку по ним практически всякие пироги: сладкие, с мясной начинкой, с картошкой или капустой. Первый рецепт хорош тем, что тесто получается всегда, вне зависимости от муки и дрожжей.

Не вредно будет привести здесь пересчёт живых дрожжей на сухие, потому что в моих рецептах раньше всё давалось в живых (стограммовых) палочках дрожжей.

Соотношение живых и сухих дрожжей 3 : 1.

100грамм (палочка) живых дрожжей = 33 грамма сухих.

Одна чайная ложка без горки   = 3,5 грамма сухих дрожжей

Одна чайная ложка с горкой   = 5 граммам сухих дрожжей

Одна столовая ложка без горки   = 8 граммам сухих дрожжей

Одна столовая ложка с горкой = 12 грамм сухих дрожжей

Любой пакетик сухих дрожжей можно, таким образом, пересчитать в живые дрожжи или определить необходимое количество сухих дрожжей в ложках.

Дрожжевое тесто   Мой старый рецепт

0,5 литра молока, 2 пакетика сухих дрожжей (свежих надо 60 грамм), чашка сахара, 4 ложки постного масла, 100 грамм масла или маргарина (хорошо положить по 50 грамм масла и маргарина). **Яиц не класть!**

На это количество уйдет, примерно, 1 килограмм муки (около 1 литровой банки по объёму)

Здесь важно усвоить, что тесто не будет черстветь, если не класть яиц и добавлять постное масло. Услышала по телевизору ещё один секрет приготовления не черствеющего дрожжевого теста. Рекомендуют влить в замес 50 грамм водки. Опробовала - действительно способствует.

Этого теста может хватить на 4 рулета или штук 30 пирожков небольшого размера. Причём, опыт показывает, что если начинка несладкая (капуста, картошка с грибами или мясо), то всё равно вкуснее, если тесто сладкое, поэтому я сахар кладу обязательно, но можно положить его поменьше. Если маргарин несолёный, то нужно тесто присолить.

В тёплом молоке растворить дрожжи и сахар, присыпать немного муки и дать подойти. Потом добавляются все остальные компоненты. Масло и маргарин растопить и добавлять в тесто в тёплом виде. Месить дрожжевое тесто нужно не меньше 25-30 минут, хорошо его взбивая, и ударяя об стол. После первого подъёма тесто надо снова обмять и дать ещё раз подойти. Можно эту процедуру повторить ещё раз. А если нет времени, то и одного раза хватит. Потом минут двадцать дать для подъёма уже разделанным изделиям. Сверху пирог или пирожки смазываются взбитым яйцом.

Пирожки пекутся минут 20-25 (в моей духовке им хватает 15 минут. Почему- не знаю!), а рулеты минут 40-45 при температуре 180 градусов С.

Ещё совет из моего опыта. Я никогда не раскатываю тесто, чтобы вырезать из него кружки для пирожков. Это быстрее и удобнее делать так: захватываешь в кулак левой руки край большого куска теста , а правой рукой отщипываешь этот край. Если наловчиться, то эти оторванные кусочки получаются булочками одного размера. Потом их можно раскатать скалкой, а ещё проще и быстрее размять рукой и, наполнив начинкой, защепить.

Дрожжевое тесто «от Иришки»

Есть у меня рецепт, который я переняла от знакомой Ирины Костиной, которая пекла по такому рецепту пирог с клюквой.

У неё была такая рецептура: 1 пачка дрожжей (100 грамм), 1 яйцо и один желток, 0,5 литра молока, 1/3 пачки маргарина (75 грамм), 2-3 ложки постного масла, 1 чашка сахарного песка.

Технология изготовления теста от вышеприведённой не отличается.

Дрожжевое тесто в хлебопечке

Теперь я частенько использую для производства дрожжевого теста хлебопечку. Очень удобно. Всё закладываешь и через 1 час и 50 минут можно разделывать. Опытным путём я пришла к такому рецепту: молоко – 250 грамм, мука -500 грамм, сахар -0,5 стакана, масло сливочное или маргарин (или пополам) -

75 грамм, растительное масло -25 грамм(3-4 ложки), яйцо -1 (взбить), соль 1чл (если нет соли в масле или маргарине), сухие дрожжи – 2,5 чл без верха.

Жареные пирожки с картошкой

Это моё дежурное блюдо. Они хороши к любому меню. И к бульону и ко второму блюду. Можно не ставить на стол белого хлеба. Тесто по любому дрожжевому рецепту. Начинка из картошки и грибов, жареных с луком (см. ниже). Делаются маленькие булочки или пирожки. Жарить надо в подсолнечном масле в глубокой сковородке или гусятнице. Жарятся они быстро. Потом надо им немного полежать на дуршлаге или бумажном полотенце, чтобы стекло масло.

Быстрый дрожжевой пирог

Хороший рецепт быстрого дрожжевого пирога. Особенно он хорош для пирога с капустой.

0,5 пачки дрожжей (2 пакетика сухих) распустить в ¾ стакана тёплого молока с 2-3 столовыми ложками сахара) Дождаться полного брожения (появление пены). Сразу же после этого замесить слабое тесто, добавив 2-3 яйца и пачку (200 грамм) маргарина и соль, если маргарин несолёный.

Раскатать тесто, положить начинку и сверху закрыть тестом. Поставить в не очень горячую духовку, чтобы поднялось сразу, а потом довести температуру до 200 градусов. Смазать яйцом.

Начинки для дрожжевых пирогов:

Капуста

Я люблю капусту не варёную, а жареную. Поэтому сначала обдаю капусту кипятком, чтобы убрать горечь, а потом жарю на сковороде с луком. Лук надо обжарить сначала, а потом добавить капусту. Вкус придать солью, перцем и сахаром. Варёных яиц я не кладу. Можно покрошить укроп.

Картошка с грибами

Картошку лучше отварить в мундире. Очистить, пока она не остыла. Размять толкушкой и соединить с жареными грибами и жареным луком. Если грибы - свежие шампиньоны, то я их не отвариваю, а только жарю с добавлением лука. А если грибы сухие или мороженые, то, конечно, надо сначала отварить, а потом уже жарить, опять же с луком. Придать вкус, добавив соль, перец и сахар по вкусу. Можно положить немного сливочного масла. И еще я всегда кладу рубленый укроп.

Мясная начинка

Делаю так же, как для блинчиков. Варёное мясо пропустить через процессор. Добавить жареный лук, налить немного мясного бульона. Посолить, поперчить и ещё можно добавить мускатного ореха и рубленого укропа.

Начинка из яблок

Яблоки очистить, накрошить и припустить

на сковородке с небольшим количеством сливочного масла и сахаром (лучше, если сахар коричневый). Можно добавить ваниль или корицу. Неплохо смешать со свежим яблоком, натёртым на тёрке, но его нужно немного. Хорошо прибавить свежую вишню. Можно воспользоваться и мороженой, но надо дать стечь соку и посыпать сахаром.

Начинка для рулетов

Можно делать рулеты с начинкой из сухофруктов: курага, чернослив, изюм. Сухофрукты обдать кипятком, дать постоять, слить воду и мелко нарезать, перемешать с сахаром.

Хороша начинка из орехов с изюмом. Орехи измельчить, но не очень мелко, смешать с изюмом и сахаром. Поверхность теста смазать сливочным маслом, потом уложить начинку и свернуть рулет.

Ещё мы любим начинку из мака с изюмом. Сейчас маковую начинку уже готовую можно купить в магазине, но я обязательно добавляю туда изюм. А если готовить самим, то мак надо прокипятить, потом слить воду и растолочь с сахаром или мёдом и тоже добавить изюм.

Очень красивым получается пирог, если разрезать уже свёрнутый рулет на отдельные кусочки, потом повернув их, плотно уложить в форму для выпечки. Можно печь их и отдельно в виде плюшек-розочек.

Лимонник

Этот пирог я пеку давно и уже не точно помню, откуда этот рецепт, но он всегда получается, долго остаётся свежим и вкусным. Из этой нормы получается большой пирог на целый противень.

1. 200 грамм маргарина или масла порубить с 2 стаканами муки.

2. В отдельной посуде взбить 200 грамм сметаны с 2 яйцами. Добавить 0.5 ложки погашенной соды

3. Все смешать и быстро замесить тесто, положить его в холодильник на 1 час.

4. 2 лимона с цедрой (верхний очень тонкий слой лучше снять) натереть на терке или пропустить через мясорубку. Добавить 2 ложки крахмала и 1,5 стакана сахара.

5. Охлаждённое тесто разделить пополам и раскатать с бортиком. Уложить на противень. Положить лимонную начинку , накрыть вторым куском и хорошо залепить края. Верх пирога смазать взбитым яйцом или яйцом с водой или молоком.

Можно взять один лимон и один апельсин, но мне больше нравится с лимонами. Может показаться, что начинка жидковата и будет вытекать. Но этого не случится, если плотно защепить края пирога,

Зебра

Рецепт этого пирога пришёл ко мне от моей одноклассницы Ларисы Бодренко. Я его раньше пекла в печке «ЧУДО», теперь пеку в любой другой форме. Для «ЧУДА» требовалось полторы нормы, стало быть, эта норма для небольшого пирожка.

1. 2 яйца взбить с 1 стаканом сахара

2. Положить 1 стакан сметаны или ¾ стакана кефира и 50 граммов растопленного маргарина

3. Добавить 1,5 стакана муки и ½ чайной ложки соды (можно не гасить, потому что в тесте есть сметана или кефир)

4. Тесто разделить пополам и в часть теста добавить какао.

5. В форму выливать тесто ложками по очереди- черное и светлое. Можно это делать хаотично, а можно каждую ложку выливать в самую середину (если форма круглая), тогда готовый пирог будет красиво смотреться – в разрезе будут концентрические круги двух цветов.

Печь в горячей духовке (180 градусов С) минут 30-35. А дальше возможны варианты. Просто посыпать корицей с сахаром. Можно покрыть глазурью. Для этого сварить 0,5 стакана сахара,7 столовых ложек молока, 50 грамм сливочного масла и 3 столовых ложки какао. Можно разрезать на два коржа и промазать любым кремом. Вкусно и красиво в любом варианте.

Медовая коврижка

Ещё один давно освоенный пирог под таким названием. Рецептов этой коврижки великое множество, но я пеку по рецепту, кем-то давно предложенным. В рецепте 5стаканов муки, т.е. это очень большая коврижка. У меня есть пересчёт на 4 и даже три стакана. А рецептура такая:

1.4 столовых ложки мёда растереть с 2 чайными ложками соды. Поставить на огонь и, помешивая, довести до белой пены.

2. 4 столовых ложки растопленного сливочного масла и 2 стакана сахарного песка растереть с 4 яйцами и добавить ¼ стакана тёплого молока.

3. Всю массу хорошо взбить и влить её в мёд.

4. Добавить 5 стаканов муки и вымесить тесто. Разделить на 2 куска.

5. Выпекать на смазанном маслом противне по одному. Готовые коржи в горячем виде разрезать каждый еще на 2 коржа.

6. 800 грамм сметаны взбить с 2 стаканами сахара.

Остывшие коржи смазать кремом, дать пропитаться, затем сложить стопкой и обсыпать крошкой, которая образуется, если обрезать боковинки коржей. Коржи можно пропитать сахарным сиропом (вскипятить стакан сахара в 0,5 литра воды и остудить) с коньяком или ромом.

В пересчёте на **3 стакана муки** норма продуктов такая:

2,5 столовые ложки мёда, 1,2 чайные ложки соды, 2,5 столовые ложки сливочного масла, 1,2 стакана сахарного песка, 2,5 яйца, ¼ стакана тёплого молока.

В пересчёте на **4 стакана муки**:

3 столовые ложки мёда, 1,5 чайные ложки соды, 3,2 столовые ложки сливочного масла, 1,6 стакана сахарного песка, 3 яйца, ¼ стакана тёплого молока.

«Картошка»

Уже здесь в Америке я частенько делаю такие пирожные. Когда-то в Москве их тоже делали, вернее не пирожные, а конфеты типа «Трюфель». Что-то с чем-то мешали, и было вкусно. Конфет теперь не делаем - готовые вкуснее, а вот пирожные получаются вкусные. А делаются очень просто.

300 г печенья (я люблю печенье «Мария»), 100 г сливочного масла (растопить), 1 стакан тёплого молока, ¾ стакана сахара, 2 столовые ложки коньяка, рома или ликёра, 2 столовые ложки какао.

После того, как всё перемешивается, отправить в холодильник и дать массе застыть.

Сформовать пирожные, обвалять в натёртом на тёрке шоколаде и украсить миндалём. Можно добавить орехи или миндаль и внутрь.

Бисквит

По разным поводам необходимо бывает печь красивый торт. Я люблю только бисквитную основу. Всякие кремы и украшения разнообразят вкус и внешний вид. Это всё, по-моему, на усмотрение того, кто готовит. А вот бисквиты я пеку по проверенным рецептам.

Рецепт первый:

5 охлаждённых яиц сбиваются со стаканом сахарного песка, добавляется 1 стакан муки. Этот бисквит поднимается всегда. Только не надо смазывать маслом края формы - это мешает подъёму. Если разрезать готовый бисквит, получатся два хороших коржа. Можно смазывать кремом и украшать по вкусу. Крем я больше всего люблю заварной (см. рецепт «Наполеона») или сметанный – просто сбить свежую сметану с сахаром.

Этот бисквит я приспособила для летних тортиков с ягодами и яблоками. Можно на дно формы уложить всякие ягоды или нарезанные фрукты, а потом залить тесто. Готовый торт надо перевернуть, чтобы ягоды оказались наверху. Фантазия тут безгранична. Можно сверху залить желе или украсить шоколадом.

Рецепт второй:

Если надо 4 коржа (для высокого торта), можно использовать такой рецепт:

На 2 коржа: 2 яйца, 1 банка сгущёнки, разрыхлитель и 1 стакан муки

Можно испечь 4 коржа. Пропитать их сиропом (0,5 литра воды вскипятить с 1 стаканом сахара и ароматизировать коньяком, виски, ромом или ликёром), затем смазать любым кремом и украсить глазурью или уложить поверх крема ягоды (хорошо идёт малина, клубника, черника)

Шарлотка

У этого дежурного пирога много рецептов, но я в последние годы использую такой: 5 яиц взбить с 200 граммами сахара и добавить 200 грамм муки. 3-4 яблока нарезать (можно не очень мелко). Наливать в форму тесто, перемежая его яблоками. Если очень хочется, можно украсить по любому варианту. Мне нравится сделать на готовом пироге сверху шоколадную сетку. Шоколад расплавить и разлить в беспорядке по поверхности пирога.

Есть ещё пирог, взятый мной из интернета, он очень прост в изготовлении и удобен для каждого дня. Я его немного преобразовала. Привожу свой вариант.

Яблочный рулет от Тальки или всё по 4

Так он называется в интернете.

1. 4 кислых яблока очистить от шкурки и мелко порезать. Поджарить на сковородке с кусочком сливочного масла и сахарным песком. Можно добавить немного сырых яблок, натёртых на крупной тёрке. Разложить эту массу на дно прямоугольной формы, застеленной фольгой. Посыпать корицей (если хочется), можно добавить вишню, изюм, клюкву или орехи.

2. 4 яйца разделить на белки и желтки. Белки взбить с 4 столовыми ложками сахара, затем взбивать, добавляя по одному желтки.

3. 4 столовые ложки муки и 4 столовые ложки постного масла вмешать в тесто.

4. Яблоки залить получившимся тестом и выпекать в духовке при 180 градусах минут 25-30.

5. Горячий рулет выложить на полотенце тестом вниз и свернуть рулет. Сверху потом можно посыпать сахарной пудрой.

НАПИТКИ

Обе мои бабушки ставили летом наливку из вишни. Я в России всегда ставила черноплодную рябину. Наливка получалась отличная. Рецептов этих много. А я теперь уже этого не делаю. Разве что вот эти:

«Клюковка»

Рецепт такой: 0,5 литра водки, 1,5 стакана клюквы, 0,75 стакана сахара

Клюкву деревянной толкушкой потолочь с сахаром и залить водкой. Дать настояться. По времени нет ограничений- чем дольше, тем лучше.

Квас

Летом всегда ставлю квас. Бабушка готовила квас из чёрных сухарей. Теперь я использую квасной концентрат. Пользуюсь рецептом, указанным на банке. Но вот при розливе кваса в бутылки всегда кладу в каждую бутылку 4-5 изюмин.

Раньше я пару раз делала квас из яблок или из клюквы. Технология очень проста. Варятся яблоки или ягоды с добавлением сахара по вкусу. Потом ягоды надо отцедить, охладить получившийся морс до комнатной температуры и добавить дрожжи (на 3-4 литра, примерно одна чайная ложка сухих дрожжей). Бродит квас часов 12, потом отцеживается, разливается в бутылки и охлаждается в холодильнике. Можно тоже положить в бутылки по паре изюминок

Есть ещё хороший рецепт:

Квас из готового яблочного сока

Собственно, можно использовать любой сок, подходящий по вкусу.

На 4 литра кваса нам понадобится :1 литр яблочного сока, 1 стакан сахара, 2 чайные ложки растворимого кофе, 1 чайная ложка сухих дрожжей.
Всё это заливаем 3 литрами теплой, кипяченой воды и оставляем на 8 часов, потом охлаждаем, разливаем в бутылки или другие ёмкости.

Приятного аппетита!

Луиза Екатеринославская

2012 год